UNIVERSITÉ DE BORDEAUX

[FACUL]TÉ DE MÉDECINE ET DE PHARMACIE

1925-1926. — N° 28

LA VOLONTÉ
PEUT-ELLE S'OPPOSER
A L'EMPRISE HÉRÉDITAIRE ?

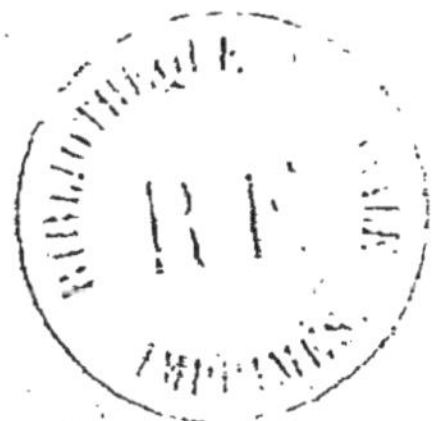

« Le caractère mental de tout homme est dérivé de l'hérédité à travers, nous ne savons combien de générations ni avec quelles variations et fusions et dans chaque homme ce caractère naturel est susceptible de modifications non seulement par l'éducation et toutes les circonstances de la vie mais par ce qui peut être le plus fort de ses constituants, la *volonté*. »

Sir James PAGET, *Leçons de clinique chirurgicale*, tr. Dr. L. H. Petit.

THÈSE POUR LE DOCTORAT EN MÉDECINE

présentée et soutenue publiquement le Mercredi 16 Décembre 1925

PAR

Gustave-Henry DASPECT

ÉLÈVE DU SERVICE DE SANTÉ DE LA MARINE

Né à PERPIGNAN (Pyrénées-Orientales), le 18 mai 1901.

Examinateurs de la Thèse:

MM. CRUCHET, professeur .... *Président.*

CARLES, professeur .... *Juges.*

MICHELEAU, agrégé .... *Juges.*

MURATET, agrégé .... *Juges.*

BORDEAUX

IMPRIMERIE DE L'ACADÉMIE ET DES FACULTÉS

Y. CADORET

17, RUE POQUELIN-MOLIÈRE, 17

1925

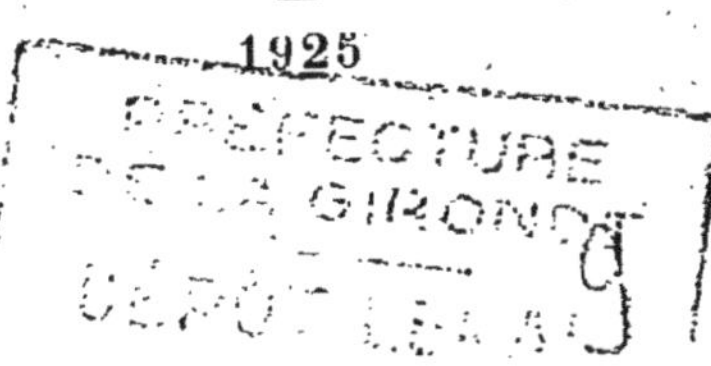

UNIVERSITÉ DE BORDEAUX

FACULTÉ DE MÉDECINE ET DE PHARMACIE

ANNÉE 1925-1926 — N° 23

[illegible]

[illegible]

THÈSE POUR LE DOCTORAT EN MÉDECINE

Présentée et soutenue publiquement le Mercredi 16 Décembre 1925

par

Gustave-Henry PASPECT

[illegible]

Né à PERPIGNAN (Pyrénées-Orientales), le 18 mai 1901.

MM. [illegible], professeur ... Président.
[illegible], professeur ... } Juges. } Examinateurs de la Thèse.
[illegible], agrégé ...
[illegible], agrégé ...

BORDEAUX

[illegible]

1925

UNIVERSITÉ DE BORDEAUX

FACULTÉ DE MÉDECINE ET DE PHARMACIE

1925-1926. — N° 28

LA VOLONTÉ
PEUT-ELLE S'OPPOSER
A L'EMPRISE HÉRÉDITAIRE ?

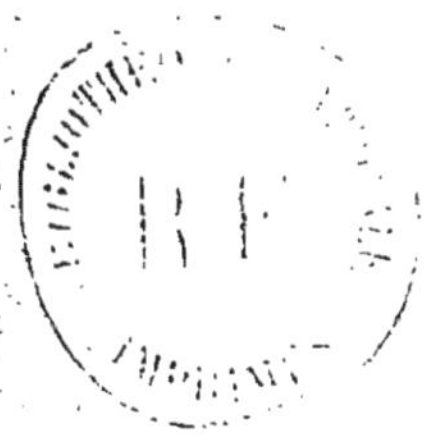

« Le caractère mental de tout homme est dérivé de l'hérédité à travers, nous ne savons combien de générations ni avec quelles variations et fusions et dans chaque homme ce caractère naturel est susceptible de modifications non seulement par l'éducation et toutes les circonstances de la vie mais par ce qui peut être le plus fort de ses constituants, la *volonté*. »

Sir James Paget, *Leçons de clinique chirurgicale*, tr. Dr. L. H. Petit.

THÈSE POUR LE DOCTORAT EN MÉDECINE

présentée et soutenue publiquement le Mercredi 16 Décembre 1925

PAR

Gustave-Henry DASPECT

Élève du Service de Santé de la Marine

Né à PERPIGNAN (Pyrénées-Orientales), le 18 mai 1901.

Examinateurs de la Thèse		
	MM. CRUCHET, professeur	*Président.*
	CARLES, professeur	*Juges.*
	MICHELEAU, agrégé	
	MURATET, agrégé	

BORDEAUX

IMPRIMERIE DE L'ACADÉMIE ET DES FACULTÉS

Y. CADORET

17, RUE POQUELIN-MOLIÈRE, 17

1925

FACULTE DE MEDECINE ET DE PHARMACIE DE BORDEAUX

M. SIGALAS... ..... Doyen.

PROFESSEURS HONORAIRES :

MM. LANELONGUE, BADAL, PITRES, ARNOZAN, POUSSON, MOURE.

PROFESSEURS

	MM.
Clinique médicale	VERGER.
id.	CASSAËT.
Clinique chirurgicale	CHAVANNAZ.
id.	BÉGOUIN.
Pathologie et thérapeutique générales	CRUCHET.
Clinique d'accouchements	RIVIÈRE.
Anatomie pathologique et microscopie clinique	SABRAZÈS.
Anatomie	PICQUÉ.
Anatomie générale et histologie	G. DUBREUIL.
Physiologie	PACHON.
Hygiène	AUCHÉ.
Médecine légale et déontologie	LANDE.
Electroradiologie et clin. d'électricité médicale	RÉCHOU.
Chimie	CHELLE.
Botanique et matière médicale	BEILLE.
Pharmacie	DUPOUY.
Zoologie et parasitologie	MANDOUL.
Médecine expérimentale	FERRÉ.
Clinique ophtalmologique	LAGRANGE.
Clinique chirurgicale infantile et orthopédie	ROCHER.
Clinique gynécologique	GUYOT.
Clinique médicale des maladies des enfants	MOUSSOUS.
Chimie biologique et médicale	DENIGÈS.
Physique médicale et pharmaceutique	SIGALAS.
Médec. coloniale et clinique des malad. exotiques	LE DANTEC.
Clinique des maladies cutanées et syphilitiques	W. DUBREUILH.
Clinique des maladies des voies urinaires	DUVERGEY.
Clinique des maladies nerveuses et mentales	ABADIE.
Clinique d'oto-rhino-laryngologie	N.
Toxicologie et hygiène appliquée	BARTHE.
Hydrologie thérapeutique et climatologie	SELLIER.

MM. PRINCETEAU (Anatomie). — LABAT (Pharmacie). — CARLES (Thérapeutique et pharmacologie). PETGES (Vénéréologie).

AGRÉGÉS EN EXERCICE :

	MM.
Anatomie et embryologie	VILLEMIN.
Histologie	LACOSTE.
Physiologie	DELAUNAY.
Anatomie pathologique	MURATET.
Parasitologie et sciences naturelles	B. SIGALAS.
id.	N.
Physique biologique et médicale	N.
Chimie biologique et médicale	N.
Médecine générale	MAURIAC.
id.	LEURET.
id.	DUPERIÉ.
id.	CREYX.
Médecine générale	MICHELEAU.
id.	BONNIN.
Maladies mentales	PERRENS.
Chirurgie générale	PAPIN.
id.	JEANNENEY.
id.	N.
id.	N.
Obstétrique	PERY.
id.	FAUGÈRE.
Ophtalmologie	TEULIÈRES.
Oto-rhino-laryngologie	PORTMANN.
Pharmacie	GOLSE.

COURS COMPLÉMENTAIRES :

	MM.
Clinique dentaire	GAVALIÉ.
Médecine opératoire	PAPIN.
Accouchements	PERY.
Ophtalmologie	CABANNES.
Puériculture	ANDÉRODIAS.
Démonstrations et préparations pharmaceutiques	LABAT.
Chimie pharmaceutique	GOLSE.
Chimie minérale	GOLSE.

Orthopédie chez l'adulte, pour les accidentés du travail, les mutilés de guerre et les infirmes	MM. N.
Pathologie externe (4e année) et petite chirurgie	CHARRIER.
Pathologie externe (3e année) et petite chirurgie	LOUBAT.
Cours complémentaire annexe. — Prothèse et rééducation professionnelle	GOURDON.

Par délibération du 5 août 1879, la Faculté a arrêté que les opinions émises dans les Thèses qui lui sont présentées doivent être considérées comme propres à leurs auteurs, et qu'elle entend ne leur donner ni approbation ni improbation.

A LA MÉMOIRE DE MES GRANDS-PARENTS

A LA MÉMOIRE DE MA MÈRE

AUX MIENS

A MES CAMARADES D'ÉTUDES

Durant quatre années, nous avons connu les mêmes plaisirs, goûté ensemble certaines amertumes : cela suffira-t-il à nous unir

A MONSIEUR LE MÉDECIN GÉNÉRAL BARTHÉLEMY

Directeur de l'École principale du Service de Santé de la Marine et des Colonies,
Commandeur de la Légion d'honneur,
Officier de l'Instruction publique.

A MONSIEUR LE MÉDECIN EN CHEF FOURGOUS

Sous-Directeur de l'École principale du Service de Santé de la Marine et des Colonies,
Officier de la Légion d'honneur,
Officier d'Académie.

A MES MAITRES

DE LA FACULTÉ, DES HÔPITAUX ET DE LA MARINE

A MONSIEUR LE PROFESSEUR AGRÉGÉ MICHELEAU

Médecin des Hôpitaux,
Chevalier de la Légion d'honneur,
Croix de guerre,
Officier de l'Instruction publique.

Qui nous a très aimablement conseillé dans le choix du sujet de notre thèse D'être demeuré très au-dessous de notre tâche et d'avoir, peut-être, trahi sa confiance, nous le prions de nous excuser.

A MON PRÉSIDENT DE THÈSE

Monsieur le Professeur R. CRUCHET

Professeur de Pathologie et de Thérapeutique générales à la Faculté de Médecine et de Pharmacie de Bordeaux,
Médecin des Hôpitaux,
Chevalier de la Légion d'honneur,
Croix de guerre,
Officier de l'Instruction publique.

Vous nous avez permis de placer notre travail à l'abri de votre nom. Dans ce très grand honneur que vous nous faites, veuillez croire que nous apprécions toute votre bienveillance.

AVANT-PROPOS

Philosopher, c'est rêver..., sans doute. Elever sa pensée au-dessus des choses, afin d'en avoir une vue d'ensemble et autant qu'il est humainement possible d'en supposer le commencement et d'en soupçonner l'avenir : c'est rêver !... Sans doute, si le regard flotte, si la pensée vagabonde, si l'on laisse errer l'imagination, « cette folle du logis ». Si l'on ne va pas au delà de l'apparence, si l'on s'en tient à l'impression première, si l'on cultive jalousement l'émotion née du spectacle, si l'on observe à la faveur et au travers de cette émotion, l'on rêve et l'on agit en poète.

Le poète, — ne le sommes-nous pas tous plus ou moins... — éprouve le besoin d'éloigner la réalité, de la transporter dans un pays merveilleux où elle apparaît transfigurée et d'autant plus désirable qu'elle est moins accessible. Peut-il être plus joliment exprimé ce plaisir charmant de rêve que dans la petite pièce d'Edmond Rostand, dont le titre, *La princesse lointaine*, est un éloquent résumé, et où l'on peut lire ces vers :

Car c'est chose divine
D'aimer quand on devine,
Rêve, invente, imagine
A peine...
Le seul rêve intéresse.
Vivre sans rêve, qu'est-ce ?
Et j'aime la princesse
Lointaine !

*
* *

Le philosophe est plus près de la terre; il ne la quitte jamais tout à fait. La nature et son énigme est son perpétuel tourment, et s'il semble se perdre un instant dans des conceptions en apparence abstraites, il revient immédiatement parmi les choses en essayer l'application pratique.

Il marche au devant du savant à qui il signale les phénomènes, dont il oriente les recherches. Sur le fragile navire de l'humanité parti à la découverte de l'univers il est installé en vigie; les yeux sur l'horizon il est le premier à crier « Terre ».

« La philosophie, écrit Cl. Bernard, *Introduction à l'étude de la médecine expérimentale*, tendant sans cesse à s'élever, fait remonter la science vers la cause ou vers la source des choses. Elle lui montre qu'en dehors d'elle il y a des questions qui tourmentent l'humanité, et qu'elle n'a pas encore résolues. Cette union solide de la science et de la philosophie est utile aux deux, elle élève l'une et contient l'autre. »

Mieux qu'aucun autre, le philosophe sait qu'il faut compter avec la nature, il sait qu'elle commande avant tout. Autant qu'il le peut il se met en marge du monde pour en mieux observer le mouvement, pour essayer de distinguer une parcelle de vérité dans le flot des apparences, pour s'éloigner des mille émotions de la vie, mais, malgré tout, peut-être d'un mouvement plus lent à peine, le courant l'emporte, malgré tout, il est homme : c'est le seul reproche qu'on lui peut faire

***

Quel homme, plus que le médecin, est en contact avec la réalité ? Comme il lui est difficile d'être poète!

La vie, la mort, si elles ne conservent plus pour lui tout leur mystère, au prix de quels tristes spectacles, de combien de désillusions lui ont-elles fait quelques rares révélations ! A chaque instant en lutte avec la matière fragile et mouvante qui fait les corps, en observation devant l'impalpable de l'âme, présent au seuil de la vie, au premier cri de l'enfant, présent au chevet du mourant dont le dernier souffle chaque fois lui rappelle douloureusement son impuissance, n'est-il pas de par sa profession même conduit à réfléchir, à imaginer en deçà, à regarder au delà, au-dessus?...

Son éducation scientifique, n'est-elle pas là pour freiner son imagination, assurer la rigueur de son jugement et répondre de la probité de sa pensée ?

« C'est un beau métier que le nôtre », écrit le docteur Maurice de Fleury au début de son beau livre l'*Angoisse humaine*, « passionnant par l'immense variété et l'immense difficulté des problèmes qu'il nous propose et qui sont ceux-là mêmes de l'Esprit et de l'Ame. Douloureux, par le mur d'airain où, trop souvent encore, se brisent nos élans pour comprendre, pour soulager et pour guérir. Réconfortant et plein de joies quand nous voyons notre thérapeutique plus forte que le mal, lorsque nous retenons au bord du suicide un anxieux qui, dans deux mois, verra guérir sa crise de mélancolie. Magnifique vraiment, lorsque le mal subtil, démontant sous nos yeux les rouages de l'âme, nous fait toucher du doigt le cœur même des choses et nous aide à surprendre son mécanisme intime; quand nous croyons sentir que c'est nous autres, médecins, qui donnerons à la psychologie moderne ses fondements les plus robustes. »

***

Les lignes précédentes sont pour servir d'excuse au caractère philosophique de notre travail.

Suffiront-elles ?

L'on a coutume, avec juste raison, d'exiger du philosophe qu'il possède l'érudition d'un savant et l'expérience de l'âge : or, l'une et l'autre nous font défaut.

Mais ici, comme dans la plupart des thèses destinées à l'obtention du titre de docteur en médecine, notre prétention n'est point, en arrivant, d'ajouter à la science. Pénétrés du modeste degré de notre savoir, nous avons simplement essayé d'exposer une manière de penser sur une question d'ordre philosophique. Pour ce faire, nos connaissances médicales nous ont été d'un grand secours, et nous avons pensé que le fait d'émaner d'une faculté de médecine ne ferait qu'ajouter à la valeur de notre travail, sa valeur réelle résidant essentiellement dans les nombreux emprunts faits aux écrits de maîtres éminents, à qui nous rendons ici humblement et respectueusement hommage.

***

Avant de conclure cet avant-propos, c'est pour nous un devoir agréable que d'y exprimer notre reconnaissance à nos professeurs de l'Ecole annexe de Médecine de Toulon et à nos maîtres bordelais.

Auprès d'eux, d'une façon plus particulière, nous nous excusons du caractère de notre travail qui, s'il était l'aboutissant et l'unique résultat de leur enseignement, pourrait être considéré comme une insulte à leur valeur et à leur dévouement.

Dans la carrière de médecin militaire colonial qui va désormais être la nôtre, mieux que dans cette petite brochure, qui est encore un péché de jeunesse, nous espérons avoir plusieurs fois l'occasion de faire valoir l'instruction que nous avons reçue d'eux, d'utiliser à bon escient les conseils dont ils nous ont enrichi, d'apporter au soulagement des malades la sagesse de leur expérience.

Qu'ils songent un instant aux difficultés du métier que nous allons entreprendre, aux sacrifices qu'il nécessite, dont beaucoup demeurent ignorés, à sa grandeur malgré tout. A cette grandeur, eux, nos maîtres, participent plus ou moins directement. Ne constituons-nous pas vis-à-vis d'eux une sorte de descendance; ne leur sommes-nous point rattaché toujours par ces liens, dont on ne sait lesquels sont les plus tenaces : de l'esprit et du cœur ?

C'est cette pensée qui nous fait aujourd'hui oser solliciter leur indulgence.

LA VOLONTÉ

PEUT-ELLE S'OPPOSER

A L'EMPRISE HÉRÉDITAIRE ?

PREFACE

S'il est une question qui, sans sortir du domaine de la médecine, autorise et suggère au premier chef les investigations de la philosophie, n'est-ce pas celle qui a trait à l'hérédité ?

L'hérédité, force étonnante, mystérieuse, que ne saurait préciser aucune doctrine, que n'explique aucune théorie. Un enfant naît : quel sera-t-il ? Problème angoissant qui dure toute une vie; à sa résolution chacun de ses jours vécus apporte une donnée nouvelle, chacun de ses jours à vivre demeure une inconnue.

« Oh! le bruit des petits pieds de l'enfant! ce bruit léger et doux des générations qui arrivent, indécis, incertain comme l'avenir... » (Guyau, *Education et hérédité*).

Hérédité, puissance impassible et injuste, qui nous rend solidaires de nos ancêtres, de leurs bonnes actions comme de leurs méfaits.

« Les pères ont mangé du verjus, dit l'*Ecclesiaste*, et les dents des enfants en ont été agacées. »

Et n'y a-t-il pas une certaine amertume dans ce vers du poète latin :

« *Delicta majorum immeritus lues.* »

***

Ce mystère nous a attiré comme il en a attiré tant d'autres. Cette injustice a suscité en nous ce sentiment de révolte que toute injustice fait obligatoirement naître dans tous les cœurs.

Contre son impitoyable rigueur nous avons eu ce sursaut de colère, cette rage de l'enfant retenu dans son caprice, dont le désir se bute un jour à un obstacle au-dessus de ses forces.

Passée cette violence, nous avons considéré le fait avec plus de calme et d'attention. Et de toutes parts il nous est apparu incontesté; tous nous ont dit sa force, ses conséquences heureuses ou terribles; sur tout l'hérédité laisse sa trace, sa marque, son stigmate.

L'étude de la médecine, plus que toute autre, nous révèle l'étendue de cette emprise, et la connaissance du fonctionnement de notre pauvre machine humaine, mieux que toute autre, semble faite pour nous renforcer dans cette idée de déterminisme mécanique universel, d'esclavage de la matière.

Et ceux-là ont eu beau jeu qui, mettant à profit cette loi d'hérédité et de continuité, en ont fait la base d'une théorie, séduisante entre toutes, celle qui consiste à dire : du caillou à l'amibe et à l'homme il n'y a qu'une différence de complication, le dernier représente le terme ultime d'évolution du premier, le premier comme le dernier obéit à la même loi, il n'est qu'une science pour les connaître et les comprendre tous.

Mais cela ne paraît-il pas étrange de voir les mêmes hommes qui ont conçu cette doctrine dans un éclat d'intelligence jugé génial, démontrer, en fin de compte, qu'ils sont moins qu'un singe, qu'ils ne valent pas plus que la pierre du chemin. Cet excès d'humilité ne nous fait-il pas sourire, à moins qu'il ne nous indigne?

N'avons-nous pas insidieusement en nous assez d'instincts mauvais et de paresse sans que vienne encore nous décourager la clameur de ces défaitistes?

Fatalistes : savants ! philosophes ! poètes ! conserver pour vous vos démonstrations annihilantes, vos sophismes désolants, vos chansons désespérées. Nous ne voulons point de cette consolation qui consiste à dire : « Résignons-nous, laissons-nous vivre, laissons-nous aller... » Faites-la vôtre, vous qui ignorez vos ressources, ou qui êtes infirmes, vous qui n'avez pas senti en dehors et en plus du courant de la vie qui anime votre corps d'homme, comme celui de tous les êtres, cet « indéfinissable » qui nous fait justement avoir connaissance de la vie, l'apprécier, la bénir ou la maudire, cette lueur qui la dépasse peut-être : notre âme.

« Il y a une réalité dont tu ne peux pas douter, écrit Bourget, s'adressant au jeune homme dans la préface de son livre *Le disciple*, car tu la possèdes, tu la sens, tu la vis à chaque minute : c'est ton âme. Parmi les idées qui t'assaillent, il en est qui rendent cette âme moins capable d'aimer, moins capable de vouloir. Tiens pour assuré que ces idées sont fausses sur un point, si subtiles te semblent-elles, soutenues par les plus beaux noms, parées de la magie des plus beaux talents. Exalte et cultive en toi ces deux grandes vertus, ces deux énergies en dehors desquelles il n'y a que flétrissure présente et qu'agonie finale : l'amour et la volonté. »

L'amour et la volonté! L'une peut-elle aller sans l'autre, celle-ci n'a-t-elle pas dans celui-là sa raison d'être, n'y puise-t-elle pas sa puissance ?

Qui hésiterait à faire abandon de son idée de liberté au profit du déterminisme de cette loi proprement humaine, qui distinguera toujours l'homme de l'animal : le respect, sinon l'amour du prochain.

Qui oserait contester, dès lors, les possibilités de la volonté soumise à cette loi ? Quelques-uns ne consentiront-ils pas à reconnaître avec nous qu'elle pourra dès lors s'opposer, et quelquefois avec succès, à l'héritage d'égoïsme, de brutalité et de paresse, accumulé en chacun de nous, avec plus ou moins de variations, depuis le premier âge de l'humanité ?

***

Notre travail a consisté à recueillir les suffrages en faveur de cette thèse. Nous regrettons de n'avoir pu les rapporter tous, nous nous excusons de ne pas les connaître tous. Mais mieux vaut ignorer ses amis que ses ennemis : nous ne risquons rien des premiers; des derniers nous avons tout à redouter.

C'est la raison qui nous a fait nous préoccuper d'eux dès les premiers chapitres. Nous avons reconnu en toute honnêteté scientifique leur existence et leur force. La doctrine matérialiste et évolutionniste n'est pas pure création de l'esprit : elle existe, elle a droit à cette existence et nous ne nous soucions pas de le lui contester. De bon gré nous lui avons abandonné son dû. Mais ce droit a des limites, il s'arrête aux portes de l'âme.

« La science d'aujourd'hui, la sincère, la modeste, reconnaît qu'au terme de son analyse s'étend le domaine de l'inconnaissable. » (Bourget, *Le disciple.*)

Le phénomène d'hérédité existe et soumet la nature à ses lois. Mais ces lois ne sont pas irrémédiables.

« L'hérédité n'est ni fatale ni inéluctable. (Professeur Grasset, *Physio-pathologie-clinique*, t. III). On peut dans une certaine mesure en éviter et en corriger les méfaits. »

« L'évolution!... l'hérédité!... de quel accent les physiologistes d'il y a cinquante ans prononçaient ces mots dans lesquels ils faisaient tenir la vie entière avec tout son inconnu. Si l'un d'entre eux (psychiâtre illustre et négateur systématique du monde spirituel) eût anatomisé son être intime avec l'acuité qu'il mettait à examiner les patients de son hôpital, il aurait constaté la limitation d'une hypothèse faussement simple qui mutile l'homme en le réduisant à l'addition de ses atavismes. Ils ne sont que les matériaux avec lesquels nous construisons notre personne. » (Bourget, *La geôle.*)

L'instrument de cette construction c'est, avant tout : « la volonté ».

« Chaque homme porte en lui la possibilité d'un chef-d'œuvre, ou, plus exactement, du chef-d'œuvre ici-bas : l'épanouissement de sa conscience propre hors des entraves congénitales. L'outil de ce splendide résultat, c'est la volonté dans l'effort. » Cette thèse a fait le sujet d'un livre de M. Léon Daudet intitulé *L'hérédo*. De cet ouvrage, à notre sens trop philosophique, nous n'avons voulu retenir que l'idée parce que nous avons trouvé tout à coup en elle l'expression schématisée de notre sentiment intérieur.

Seul nous n'aurions osé l'émettre, mais depuis qu'un modeste travail de documentation nous l'a fait retrouver, sinon semblable dans les termes, du moins identique dans sa signification, chez plusieurs auteurs éminents, nous n'hésitons pas à y adhérer, à la faire nôtre, à la rendre la plus universelle possible.

Et pour cela nous avons essayé de l'exposer le plus scientifiquement possible, de la façon la plus admissible pour l'esprit.

***

Disons de suite que notre travail n'entreprend de traiter la question qu'au point de vue psychologique. La psychologie n'est-elle pas une science commode en ce sens que nous en avons toujours un livre avec nous?

De même c'eût été aller au delà des limites matérielles que nous avions l'intention d'accorder à notre travail, et sûrement au-dessus de nos ressources intellectuelles, que d'envisager le côté pathologique du sujet.

Le lecteur trouvera ailleurs, et dans des conditions meilleures, de multiples occasions de se documenter dans ce sens.

Pour nous, la tâche était suffisante ainsi comprise.

***

Parmi les auteurs dont les écrits ont offert les plus solides appuis à l'édification de notre thèse, nous tenons à signaler avant tout : les publications du professeur Grasset, de Montpellier; l'ouvrage de M. J. Payot intitulé *L'éducation de la volonté;* la thèse du docteur J. de Surel sur *L'hérédité éthologique* (Montpellier, 1907-08).

Nous voudrions aussi appeler l'attention sur un livre tout récemment paru, comme un exemple vivant venu à point pour illustrer magnifiquement notre œuvre modeste : *Paroles d'un revenant*, de Jacques d'Arnoux, combattant et grand blessé de la dernière guerre. On demeure saisi d'étonnement, d'admiration et de respect à la lecture du journal de huit années (champs de bataille et hôpitaux) durant lesquelles sa volonté, dans un effort infini, triomphe de la souffrance et de la mort, à tel point, écrit H. Bordeaux, dans la préface de ce récit : « Qu'il est une insulte à la science, une sorte de miracle qui se prolonge ».

Oh! comme elles trouvent un écho dans l'enthousiasme de notre cœur, les paroles de ce héros :

« J'attaquerai cette hérésie déterministe qui nie l'âme, l'effort, le sacrifice, l'éducation, la grâce, tout ce qui contribue à transformer notre nature. Non, tout ne dépend pas de notre constitution héréditaire, tout n'est pas résultante de nos inclinations, puisque je viens en quelques années de déraciner complètement mes tendances les plus profondes : nonchalance et sensiblerie. »

CHAPITRE I

LA PUISSANCE DE L'HEREDITE

« L'hérédité c'est la loi. »
DARWIN.

Tel fleuve prend sa source à tel endroit, et tout son cours se ressent de cette origine.

L'éleveur fait suivre le nom d'un cheval du nom de ses procréateurs, et ainsi il pense le définir et le garantir.

L'auteur dramatique, le romancier, dès les premières pages de leur œuvre, en même temps qu'ils les situent, nous indiquent la généalogie des personnages qu'ils nous présentent : ainsi, ils nous préparent à mieux les comprendre. Dès lors nous sommes déjà prêts à concevoir leurs actions futures, à leur trouver une explication, une excuse. Et l'œuvre est d'autant plus vivante que nous retrouvons mieux la particularité de l'acte dans la particularité du caractère de son auteur, la façon d'être de celui-ci dans la façon d'être de ses ancêtres.

L'enquête sur son hérédité, ne constitue-t-elle pas un des premiers soucis du médecin en présence d'un malade ? Combien de fois sa seule notion suffit à assurer le diagnostic, à présumer du pronostic, à orienter le traitement.

L'hérédité ! Cet effet colossal d'un infini de causes, n'est-elle pas à son tour la cause première, la cause principale, toute la cause ? Est-il besoin d'aller chercher plus loin, peut-on essayer de tergiverser, d'échapper ?

∴

Voyez cet enfant sur les genoux de cette femme; tous les deux rient; tous les deux sur la joue du même côté présentent une fossette semblable : c'est le fils et la mère.

Deux hommes marchent devant vous dans la rue : même stature, même balancement de bras, même intonation de la voix . Ils se retournent. Alors seulement vous pouvez voir ce qui les distingue : leur visage, plus fragile que le reste de leur corps, porte cette différence : l'âge, qui dit : « Celui-ci est le père, celui-là est le fils. »

Songez que cette ressemblance ne s'arrête pas au seul aspect extérieur; qu'elle envahit l'être intimement; qu'elle atteint les organes un à un, dessine leurs contours, marque leurs façons de réagir en état de santé et de maladie; constituant ce qu'on appelle le « tempérament ».

Songez qu'elle pénètre l'âme; qu'aucune pensée ne nous appartient en propre. Toutes nous parviennent à travers les tombeaux : « Les morts gouvernent les vivants », dit Auguste Comte. Ils nous ont transmis leurs façons de sentir, et nos actes s'ajoutent aux leurs pour continuer le même geste. « Quel monstre », écrit Montaigne, traitant de l'hérédité. « Quel monstre est-ce que cette goutte de semence de quoi nous sommes produits porte en soi les impressions, non de la forme corporelle seulement, mais des pensements et des inclinations de nos pères ? »

Hérédité ! Lien émouvant, mystérieux, terrible, qui nous rattache à l'humanité des premiers âges. Avec l'impassibilité de toutes les lois naturelles, tu fais surgir, côte à côte, dans nos consciences, les sentiments les plus nobles et les instincts les plus vils.

Ton souffle puissant, à travers le nombre incommensurable des générations, soulève encore en nos âmes le même désir mauvais de la bataille, la même cupidité, le même instinct libidineux qui agitait l'homme des cavernes.

Regardons autour de nous, cherchons la raison des actes de nos contemporains : elle est affichée sur les murs, elle est inscrite dans les livres, elle est proclamée du haut des tribunes; tous disent : solidarité, amitié, dévouement, sacrifice. Quelques-uns pensent et parlent leurs sentiments. De ceux-là nous dirons qu'ils sont comme les métaphysiciens dont Anatole France écrit : « Ce qu'il (le métaphysicien) appelle spéculation profonde et méthode transcendante, c'est de mettre bout à bout, dans un ordre arbitraire, les onomatopées qui criaient la faim, la peur et l'amour dans les forêts primitives et auxquelles se sont attachées, peu à peu, des significations que l'on croit abstraites quand elles sont seulement relâchées. » (*Le jardin d'Epicure.*)

Regardons en nous. Quelle est celle de nos actions que nous ne sommes pas obligés de reconnaître inspirée par « l'amour-propre », au sens où l'entendait de La Rochefoucauld ? Dans la lutte pour la vie, sommes-nous toujours des combattants loyaux ? Combien de fois avons-nous profité de la faiblesse du concurrent; combien de fois, emportés par notre puissance d'être et notre désir effréné de jouir, sommes-nous passés plus ou moins volontairement ignorants à côté de souffrances humaines ? Sommes-nous sûrs de n'avoir jamais été les auteurs de ces souffrances ?

Dans ce sentiment égoïste entre tous, et jamais complètement dépourvu d'une certaine brutalité animale qu'on appelle l'amour, ne reconnaissons-nous pas l'instinct de reproduction. « A cet égard, écrit Ribot, la théorie de l'amour de Schopenhauer nous paraît profondément vraie. Il suffit de la débarrasser de sa phraséologie métaphysique, des métaphores et des entités dont il abuse, pour voir que (ce génie de l'espèce avec ses réclamations infinies) c'est la puissance de l'hérédité. »

Dans notre for intérieur nous ne respectons rien : Le bien d'autrui ?... Mais n'est-ce pas le vieil instinct de rapine qui, policé par la civilisation et raffiné par l'intelligence, revit aujourd'hui dans l'esprit du commerce ?

La vie d'autrui ?... Le crime ?... Non ! Nous n'avons jamais eu le geste; sa seule pensée nous révolte et, cependant, n'est-ce pas trop déjà de s'intéresser à son récit, d'en être ému et quelquefois de prendre parti.

« C'est beau, un beau crime ! » s'écria, un jour, J.-J. Weiss, dans un grand journal » (Anatole France), et, plus loin : « Les causes célèbres ont sur chacun de nous un attrait irrésistible. Ce n'est pas trop de dire que le sang répandu est pour moitié dans la poésie de l'humanité. Macbeth et Chopart, dit l'Aimable, sont les rois de la scène. Le goût des légendes scélérates est inné dans l'homme. Interrogez les petits enfants : ils vous diront tous que si Barbe-Bleue n'avait pas tué ses femmes, son histoire en serait moins jolie. » (*Le jardin d'Epicure.*)

« Car il y a, au fond de l'âme, enfouis dans les profondeurs de notre être, des instincts sauvages, des goûts nomades, des désirs indomptés et sanguinaires, qui dorment mais ne meurent pas. » (Ribot, *Hérédité psychologique.*)

⁂

La surface de la terre est recouverte des travaux des hommes. Tous attestent l'intelligence de leurs auteurs; quelques-uns atteignent à des dimensions si vastes, dénotent une telle puissance de conception, que l'esprit en y réfléchissant demeure étonné. Et devant le spectacle de sa puissance réalisée, imprimée dans la matière, son émerveillement fait place à un juste sentiment d'orgueil.

Magnifié par ses œuvres, maître des éléments disciplinés, l'homme peut se croire roi. En réalité il est esclave. La nature, modifiée dans certaines de ses directives, est en fin de compte victorieuse; elle n'a jamais cessé de mener le monde, de mener l'homme. Elle habite son corps et son âme : les désirs de celle-ci, les besoins de celui-là, à chaque instant lui rappellent sa servitude. Selon le climat, le milieu, l'hérédité, il réagira de telle ou telle façon, logiquement prévisible, scientifiquement connaissable.

« L'individu, écrit Maurice Barrès, son intelligence, sa faculté de saisir les lois de l'univers ! il faut en rabattre. Nous ne sommes pas les maîtres des pensées qui naissent en nous. Elles sont des façons de réagir où se traduisent de très anciennes dispositions physiologiques... Notre raison, cette reine enchaînée, nous oblige à placer nos pas sur les pas de nos prédécesseurs. » (*Amori et dolori sacrum.*)

Il sera robuste ou chétif, intelligent ou imbécile, égoïste ou généreux; en lui il apportera, dès sa naissance, le germe pathogène, la prédisposition morbide.

Un jour, sans raison immédiate, sa vue s'assombrira, un voile couvrira ses yeux; le mal de ses parents poursuivra sur lui son œuvre destructrice. Ou bien un jour ses membres seront agités de convulsions, il se roulera à terre comme une bête, proférant des injures et des obscénités dont il ne sera pas responsable. Un jour de sa vie, en face de circonstances données, il découvrira soudain, dans sa conscience, l'instinct terrible du crime, ou l'impulsion angoissante au suicide, et ce ne sera pas lui le vrai coupable.

« Le dégénéré, le demi-fou, le criminel né, apportent à leur naissance un terrain tout préparé à l'éclosion du crime, du crime à tous ses degrés. La société étant le milieu — le bouillon de culture — où ce terrain va rencontrer le microbe du crime, suggestion ou exemple, et les conditions ambiantes les meilleures pour en être infecté, le dégénéré ne saurait être considéré comme responsable. » (P.-E. Micheleau, *Eléments de pathologie générale.*)

Ainsi donc, nous ne sommes pas responsables, puisque nous ne sommes pas libres, puisque d'invisibles chaînes nous lient à nos ascendants. De toutes parts, nous venons briser nos énergies et nos enthousiasmes aux parois de la « geôle », d'une geôle étrange, étroite et longue comme un couloir qui durerait toute une vie, et dont le plancher irait montant comme un calvaire. Nous allons de lucarne en lucarne, espérant successivement : liberté, justice, bonheur, mais à chacune d'elles nous trouvons les mêmes barreaux inexorables. Par chacune d'elles nous avons le même petit point de vue restreint sur le monde extérieur, nous pouvons à peine passer nos bras et les mouvoir dans une vaine agitation.

Oh ! Image déprimante entre toutes, qui tour à tour suscite en nous la colère et la désespérance. Philosophie néfaste, qui rapporte tout à la matière limitée et servile, qui, séduisant l'intelligence, désole le cœur.

Darwin, Haeckel, Büchner, Herbert Spencer, Le Dantec et tant d'autres ! Où nous conduisent vos théories, qui englobent le monde inorganique, le monde organique et l'homme ? D'après vous, tout le domaine de la vie appartient à la mécanique.

La morale est une « duperie ». « La morale a fait faillite, écrit Le Dantec, et elle ne s'en relèvera que pour les imbéciles. La notion du droit est une notion trompeuse et la guerre actuelle le montre suffisamment; il n'y a de droit que celui que l'on peut à chaque instant défendre par la force. » (Cité par Grasset, *Le dogme transformiste*.)

La société n'est qu'une alliance des individus contre un ennemi commun.

« La vie étant une lutte, je me plais à rapprocher de l'idée de lutte l'idée de société... je n'hésite pas à considérer l'existence d'un ennemi comme une nécessité de premier ordre pour la fondation d'une société. » (Le Dantec, *L'égoïsme seule base de toute société*.)

La famille n'échappe pas à cet instinct de lutte et de concurrence vitale :

« Pour être associés, les membres d'une famille n'en sont pas moins des individus distincts, donc des concurrents, des antagonistes, des ennemis. » (Le Dantec, *id.*)

Parlant au peuple de nos instincts, à cette troupe paresseuse, lubrique et féroce, vous leur avez dit : « Vivez et reproduisez-vous sans contrainte, il n'y a plus de morale, il n'y a plus de loi, la barrière est levée... Allez ! »

Quel facile succès ! Quel triste résultat !

L'un de vous n'en convient-il pas lorsque, ayant poussé jusqu'au bout les déductions des principes darwiniens et consta-

—

tant lui-même son isolement dans ses conclusions doctrinales, il s'écrie : « L'on s'aperçoit un jour qu'on est seul dans des régions où la raison, dépourvue de tout appui, risque de sombrer. » Il n'a laissé debout rien de ce qu'on croyait, de ce qu'on aimait; il a sapé l'édifice des siècles. Les vieilles doctrines se sont évanouies sans résistance et « nous qui les combattions, nous éprouvons un grand trouble de ce qu'elles se sont évanouies trop complètement, plus complètement que nous ne l'avions prévu ou souhaité. Notre victoire nous effraie. » (Le Dantec, cité par Grasset, in *Le dogme transformiste.*)

⁂

Que conclure, sinon qu'il nous faut admettre cette victoire; cette victoire de la logique, de la science; de cette « science objective qui est sans pitié, sans entrailles », qui « dissèque tout et ne connaît pas la beauté ».

Mais faut-il vraiment la reconnaître totale ? A côté de tous ces instincts, qu'elle a fait outrageusement triomphants, n'en sentons-nous pas un en nous, lui aussi invincible, nous dire, nous crier qu'il ne faut pas tout abandonner à la matière brutale et à la force aveugle ?

Leur puissance est incontestable; mais ne pourrions-nous pas faire, en quelque sorte, « la part du feu » ?

CHAPITRE II

L'IRREPARABLE

« Où donc se trouve, demande Tyndall, la vie séparée de la matière ? Quoique la foi puisse suggérer, la science nous fait connaître leur union indissoluble. Chaque repas que nous prenons, chaque verre que nous vidons, établissent la domination mystérieuse de la matière sur l'esprit. »

* * *

« Chaque sujet apporte en naissant un capital psychique de provenance héréditaire dont l'exploitation fonctionnelle varie avec les conditions générales de la vie, mais dont la valeur foncière, exprimée en qualités de résistance, d'énergie, de vitalité, demeure à travers les vicissitudes de l'existence presque *inaliénable*. »

(DUPRÉ, in *Pathologie mentale de Gilbert*.)

Quel est cet humoriste qui, traitant des éléments constitutifs du corps de l'homme, s'est plu à nous les représenter en dernière analyse sous la forme brutale et comique d'un certain nombre de litres d'eau, d'un tas donné de chaux, de quelques morceaux de sucre, d'une pincée de sel, d'un clou, etc. A l'en croire, on aurait mélangé le tout et on aurait fait un homme... Un cadavre !

On trouve, dans les « *Lectures de philosophie scientifique* » de E. Blum, cette expression de Cournot :

« Il y a une distinction essentielle entre une masse inorganique qui est un *bloc* et un organisme qui est un *tout*. »

Et cette citation de Fouillée :

« Seuls des hommes incompétents peuvent croire que des atomes bruts, disposés d'une certaine manière, comme les diverses pièces d'un moulin, arriveront à penser. »

Le constructeur le plus ingénieux, le chimiste le plus autorisé trouveront toujours une limite à leur puissance de création.

Il est une chose que l'on ne peut mesurer, ni définir : c'est là vie; la vie en tant qu'abstraction, la vie dans son essence.

Mais si le mot ne signifie rien en lui-même, il correspond cependant à une réalité (ou du moins à ce que nous considérons comme étant la réalité), il exprime certains phénomènes, certaines relations entre ces phénomènes; et ceci nous le percevons, nous pouvons en faire un objet de science.

« Quand un physiologiste invoque la force vitale ou la vie, écrit Cl. Bernard, il ne la voit pas, il ne fait que prononcer un mot : le phénomène vital seul existe avec ses conditions matérielles et c'est là la seule chose qu'il puisse étudier et connaître » (*Introduction à l'Etude de la Médecine expérimentale*).

Or, la science, chaque jour, nous démontre que ces phénomènes que nous qualifions de « vitaux » sont soumis à des lois déterminées.

« Dans les sciences biologiques comme dans les sciences physico-chimiques le déterminisme est possible, parce que dans les corps vivants comme dans les corps bruts la matière ne peut avoir aucune spontanéité » (Cl. Bernard).

Mais cette méthode positive est-elle applicable à l'homme « être vivant et pensant ? »

Il ne faut pas se laisser arrêter par cette proposition de Cl. Bernard, dit Grasset : « Certains actes de l'homme apparaissent spontanés en ce sens qu'ils n'ont pas, en dehors du sujet agissant, une cause provocatrice actuelle, immédiate, agissant fatalement; parce que le neurone psychique emmagasine de l'énergie, la transforme et l'émet ensuite sous une forme nouvelle. Cela change les conditions du déterminisme, mais cela ne le supprime pas et ne le rend pas inaccessible à la science. »

Cette science de l'homme, ce dernier auteur, ce médecin a eu l'idée géniale et courageuse de la faire particulière, de la séparer du « Monisme » annihilant et avilissant.

« Ne peut-on pas, écrit-il dans *Science et philosophie*, sur le même terrain positif et expérimental, sans se préoccuper des origines lointaines et préhistoriques, faire une science de l'homme, aussi certaine que l'autre mais plus humaine, une biologie humaine qui ne confonde pas l'homme aveuglément avec tous les autres corps de l'univers, qui reconnaisse à côté des lois physico-chimiques (communes à l'univers) et à côté des lois biologiques générales (communes à tous les êtres vivants) des lois vraiment et spécialement humaines (propres à l'espèce humaine fixée) ? »

Et, précisant sa pensée, dans un article de la *Revue philosophique*, qui a pour titre : « L'idéalisme positif », il ajoute :

« Les lois auxquelles conduit l'application de la méthode positive à l'étude de l'homme sont de trois ordres : physico-chimiques, biologiques, humaines.

» Comme tous les corps de la nature, l'homme est soumis aux lois physico-chimiques : une grosse pierre, tombant sur lui, l'écrase et le détruit mécaniquement, un fer rouge le brûle; un fort courant l'électrocute...

» Comme tous les êtres vivants, l'homme est en plus soumis aux lois biologiques, qui ne sont d'ailleurs pas en contradiction avec les lois physico-chimiques, mais qui orientent l'action de ces dernières dans le sens de la finalité biologique : conservation et défense de la vie de l'individu dans la forme et pour la conservation et la défense de l'espèce... C'est toute la défense antixénique, aujourd'hui bien connue, que l'on constate chez l'homme comme et mieux que chez tous les autres êtres vivants.

» Ce n'est pas tout : en plus des lois physico-chimiques et biologiques — et sans être soustrait à l'empire des lois de ces deux premiers groupes — l'homme est soumis à des lois spéciales, que seule révèle la biologie humaine. Ces lois, que l'on peut appeler humaines, sont basées sur la connaissance positive et l'analyse scientifique des diverses fonctions et spécialement de la fonction psychique chez l'homme. »

∴

Du déterminisme exprimé par ces lois, il ne faut compter nous libérer jamais.

Anatomiquement, nous ne pouvons rien changer à la conformation de nos organes (les secours de la chirurgie et de l'orthopédie demeurent le plus souvent palliatifs : on ne refait pas la perfection naturelle).

Dans le domaine de la physiologie; quelle est celle de nos réactions qu'il est en notre pouvoir de réprimer. La thérapeutique la modifiera, mais elle ne l'annihilera point. D'une manière ou d'une autre, il faudra qu'elle se manifeste. En combattant la fièvre, combien de fois nous privons-nous d'un symptôme précieux sans rien enlever à la gravité de la maladie.

« Les antithermiques, dit P.-E. Micheleau, jettent sur le malade un voile trompeur, derrière lequel il se passe quelque chose que le médecin ne peut ni voir ni suivre et qui fait quelquefois que le malade meurt guéri de son hyperthermie, moins dangereuse que le médicament. » (*Eléments de pathologie générale.*)

Combien de fois, en effaçant à force de pommades et d'onguents une éruption cutanée et en supprimant ainsi un exutoire naturel, favorisons-nous une intoxication interne ?

Sur l'individu en état de santé ou en état de maladie, les lois de la physiologie sont les mêmes, bien que nous ne les reconnaissions pas toujours.

« Les maladies, disait Cl. Bernard, ne sont, au fond, que des phénomènes physiologiques dans des conditions nouvelles qu'il s'agit de déterminer; les actions toxiques et médicamenteuses se ramènent à de simples modifications physiologiques dans les propriétés des éléments histologiques de nos tissus. »

Dans le domaine psychique, entendu encore à la façon de Grasset, c'est-à-dire envisagé avec son substratum anatomique : « les neurones de l'écorce cérébrale » et son fonctionnement physiologique : « Les lois de la pensée », celles-ci comprenant « l'intellectuel » et « l'affectif »; tout n'est-il pas constitué une fois pour toutes et irrémédiablement déterminé ?

***

Le neurone, dont la conception est aujourd'hui admise, tout au moins au point de vue physiologique, reçoit l'énergie extérieure, l'emmagasine, la transforme, puis l'émet à l'extérieur.

« La transformation de l'énergie est-elle immédiate ? C'est l'acte réflexe », dit Grasset.

« La transformation de l'énergie est lente, l'emmagasinement prolongé; plus ou moins retardée est aussi l'émission sous une nouvelle forme : c'est l'acte psychique » ..... « La note personnelle du neurone intervient beaucoup plus dans l'acte psychique que dans l'acte réflexe. » ..... « A tous les étages, et d'un étage à l'autre, les neurones s'influencent mutuellement (inhibition ou dynamogénie) : l'acte réflexe, schématiquement très simple, apparaît ainsi très complexe dans la vie ordinaire de l'homme, bien portant ou malade. Les réflexes deviennent de plus en plus compliqués, au fur et à mesure que leurs centres sont plus élevés. Les phénomènes psychiques ont exclusivement leur siège dans le plan supérieur, dans les neurones de l'écorce cérébrale (ce qui me fait dire en restant toujours sur le terrain somatique) le psychique est le cérébral cortical. » ..... « Il y a des actes psychiques complexes et des actes psychiques simples et ceux-ci doivent être divisés en deux groupes : les actes psychiques supérieurs, volontaires et conscients, et les actes psychiques inférieurs, automatiques et inconscients. » ..... « Le conscient et le mental sont une partie du psychique; le psychique répond à l'entière écorce cérébrale, tandis que le conscient et le mental dépendent exclusivement d'une partie de cette écorce cérébrale. » ..... « La fonction psychique, ainsi comprise et limitée, est semblable aux autres fonctions du cerveau et du reste du système nerveux (motrice, sensitive); tout ce fonctionnement du cerveau et de l'ensemble du système nerveux est susceptible d'une étude positive, au même titre que les fonctions des autres appareils de l'organisme (tube digestif, appareils respiratoire, circulatoire...). Toutes ces fonctions sont intriquées; tous les appareils sont solidaires et concourent à la vie de l'individu humain... »

« Les processus psychiques complexes, comme l'émotion, comprennent deux ordres d'éléments : les éléments psychiques et les éléments non psychiques; mais les uns et les autres sont physiologiques et somatiques. »

« Peut-on, d'une manière plus explicite et plus irrécusable, limiter l'homme : les voies sont toutes tracées dans la matière de son corps, disséquées, étiquetées une à une par où se manifestera sa personnalité. Les travaux des neuro-histologistes (Golgi, Kolliker, His, Waldeyer, Edinger, Martinotti, Ramon y Cajal, Van Gehuchten, Flechsig) montrent aujourd'hui que l'éthos (le caractère) est anatomiquement constitué par le système des relations matérielles établies dans l'encéphale entre les voies sensitivo-sensorielles et les voies motrices, et surtout par l'ensemble des expansions protoplasmiques s'épanouissant au niveau de la couche superficielle de l'écorce cérébrale (couche moléculaire). » (Dr J. de Surel, *L'hérédité éthologique.*)

« Le système des relations matérielles, dit Ramon y Cajal, établi entre les voies motrices et sensitives, rendrait compte uniquement de l'automatisme encéphalique; dans les phénomènes conscients, l'arc d'union serait l'âme elle-même. »

Des lois sont là, inscrites dans sa nature d'être vivant et d'homme, pour brider sa volonté et diriger ses actes. Quoi qu'il fasse il se ressentira toujours d'une certaine constitution de ses organes, d'une certaine inclination de sa pensée; il ne pourra pas plus empêcher son cerveau qu'il ne peut empêcher son foie de réagir sous l'effet de l'intoxication ou du virus pathogène, selon les lois de la physiologie.

L'hérédité en le faisant homme et descendant d'une certaine famille l'a *classé* et *orienté* d'une façon irréparable.

De cette disposition héréditaire et définitive, il ne sera jamais, en théorie, responsable; pratiquement, il sera irresponsable ou responsable atténué, qu'autant que son infirmité aura pu être mise scientifiquement en évidence. Il sera toujours jugé d'après la valeur et l'intégrité de ses moyens de penser et d'agir, et il devra être tenu compte de leur imperfection naturelle.

« Serait-il incomparable virtuose, un pianiste ne pourra jamais tirer d'un mauvais piano, à clavier incomplet ou à cordes détendues, que des airs discordants. Et il ne viendra à personne l'idée de les lui imputer. Ainsi en est-il de l'âme. Elle agit en pleine conscience, en pleine liberté, en pleine responsabilité quand le cortex psychique est normal dans tous ses éléments. S'il est altéré, la conscience, la liberté, la responsabilité sont amoindries proportionnellement à son altération (Dr de Surel). »

⁂

Cette heureuse comparaison nous aide à entrevoir la deuxième face du problème : jusqu'ici nous n'avons considéré que l'instrument malgré tout soumis aux lois de la mécanique et de l'accoustique, nous n'avons envisagé que les moyens matériels auxquels doit avoir recours l'artiste qui veut se manifester; nous avons vu que ceux-ci étaient limités et préétablis. Mais la question se pose : L'artiste est-il lui-même indépendant, ne subit-il aucune détermination en dehors de la contrainte de son instrument ? Et nous sommes obligé de reconnaître ici encore l'emprise héréditaire.

Un auteur, jadis médecin, mais aujourd'hui surtout romancier philosophe (Léon Daudet), dans un ouvrage dont nous n'accepterons pas les conclusions par trop enthousiastes, a bien mis en évidence l'influence de l'hérédité dans les œuvres de quelques grands hommes.

Entre autres, parmi les poètes : « Ouvrez Racine, le plus hanté, c'est-à-dire le plus passionné, le plus divers, et en même temps le plus mélodieux de tous nos tragiques, lisez-le à haute voix en vous rappelant ces quelques notions sur la plasticité héréditaire du — moi — et vous distinguerez une vingtaine de personnages, mâles et femelles, pour qui les noms historiques et les costumes ne sont que des déguisements. Ces rois, ces reines, ce Tite, cette Bérénice, cette Phèdre, cette Athalie, cette Hippolyte, ces suivantes, ces confidentes étaient en Racine. Elles étaient intraraciniennes ces héroïnes terribles ou touchantes, parce que antéraciniennes, parce que transmises à ce poète de génie par les femmes et les hommes de son pédigree. Elles étaient mêlées à son sang et à ses nerfs, trempées dans sa sensibilité, elles faisaient partie de ses penchants, de ses préférences, de ses aspirations vagues. D'où l'impression de vie, l'intense émotion qui se dégagent d'elles. Elles semblent réellement des reviviscences. Les propos amers et doux, divinement cadencés, qu'elles tiennent sont des échos de leur existence terrestre, transmis à travers plusieurs générations jusqu'à leur traducteur ému et fidèle, rencontré ainsi que dans les vieux contes, le vivant chargé du message du mort. L'air de cristal, où vibrent ses accents immortels, c'est la corde d'argent tendue le long des âges et qui recueille trois siècles de vibrations amoureuses et mélancoliques. » (*L'hérédo*).

Et à propos de Shakespeare : « A chaque tournant de ses dialogues si expressifs, je murmure malgré moi : le « voici le » spectre », le enter the ghost, de Hamlet et de Jules César. « Voici le spectre », c'est-à-dire voici le tyran, le volontaire, le cruel, l'avare, le désabusé; le fol, la gracieuse, la grincheuse, la passionnée du pédigree shakespearien, qui vont se servir du génie comme d'un truchement de reviviscence, jouer sur sa lyre d'or et d'airain, emprunter son verbe et son rythme. Il est autofécondé, il est manœuvré, il est agi. »

Chez l'un et l'autre poète, l'hérédité détermina la forme de leur art et alimenta leur talent.

Pénétrant au plus intime de l'acte psychique le plus élevé, elle atteint l'intellectuel et l'affectif, pour les doser une fois pour toutes.

« Nous venons au monde avec une intelligence et une âme :

une certaine dose de mémoire, d'imagination, de jugement — voilà pour l'intellect — et, d'autre part, les cinq dispositions affectives dont la science des maladies mentales vient de nous apprendre la nature et le nombre. » (*La personnalité humaine*; son analyse par Achille Delmas et M. Boll). Tout être humain reçoit en partage, dès le sein maternel, plus ou moins d'activité, d'émotivité, de bonté, de véracité, d'avidité. Ces tendances constitutionnelles, qui font la personnalité innée, un jeune enfant dès ses premières attitudes, ses premiers actes, ses premières paroles montre qu'il les détient à un certain degré, en honnête moyenne, en excès, en insuffisance.

Là est l'essentiel de la personne humaine, le Moi fondamental. Nous sommes tout cela, nous ne sommes guère autre chose....

« L'éducation la plus raffinée ni la plus rude expérience ne refont la nature de l'homme. Elles n'entament que l'écorce; elles la polissent, la teintent, la font briller d'un beau vernis : elles ne transforment pas en chêne un peuplier. » (Dr Maurice de Fleury, *L'angoisse humaine*.)

CHAPITRE III

L'ECHAPPEE...

> « Sans sortir de l'espèce, vous faites d'un arbre sauvage un bon arbre à fruit. Pourquoi ne feriez-vous pas d'un caractère sombre un caractère sérieux, d un esprit mobile un esprit étendu?
>
> » Le caractère de l'homme n'est pas ce point indécomposable, géométrique, que vous supposez. Ce n'est pas une figure mathématique, un triangle, un carré toujours semblable à lui-même. C'est une figure vivante, une géométrie animée et supérieure, qui, pour chaque problème, a plusieurs solutions. »
>
> Edgard Quinet, *L'esprit nouveau*

Aucun homme n'a son semblable, même dans sa propre lignée. Ce fait, les matérialistes ont été obligés de le reconnaître et de lui donner un nom, sinon une parfaite explication : ils l'ont appelé — l'amphimixie — (mélange du caractère des parents dans la reproduction sexuée).

« En vérité, il (l'homme qui va naître) subit — à un degré plus ou moins accentué — toutes les influences ancestrales de son espèce et si, par les hasards de l'amphimixie, il ressemble à tel ou tel de ses ancêtres, cela pourra tenir soit à une transmission effective de certains caractères quantitatifs de l'ancêtre à travers des amphimixies successives, soit à une simple coïncidence qui pourrait aussi bien lui donner une mentalité analogue à celle de tel ou tel individu n'ayant avec lui aucune parenté connue. » (Le Dantec, *Les influences ancestrales*, ch. XVIII.)

Que le mélange d'apports héréditaires divers par l'intrication de caractères différents en quantité et en qualité intervienne dans la formation de l'originalité de l'individu et la commande en quelque sorte, nous n'en disconvenons pas et ne discutons point le mécanisme. Mais pour ce qui est de conclure du fait de ce mécanisme à la fatalité et à la passivité de cette résultante dans tous ses éléments, nous dirons que telle n'est pas notre manière de penser, et que, malgré la science et avec la science, on peut penser autrement.

***

Nous avons vu, dans le précédent chapitre, dans quelle mesure, dans quelle large mesure, l'homme était limité dans la manifestation de sa personnalité.

De ce que celle-ci est réduite dans son champ d'action et de modification, est-ce à dire qu'elle est constante, immobile, morte ? Sa fragilité ne vient-elle pas, au contraire, nous prouver en quelque sorte la complication et l'instabilité de son architecture ? Cette architecture on la voit si facilement s'écrouler au moindre souffle de maladie; si facilement son unité est détruite. Qu'il faut peu de chose pour la faire en un instant tout autre.

La doctrine fameuse de Siegmund Fraud, en un sens inexacte et révoltante dans sa prétention de tout expliquer par les refoulements des besoins du seul instinct sexuel (de la *libido*), originairement incestueuse, semble atteindre par ailleurs à la vérité.

Entre autres, sa conception du rêve n'est-elle pas séduisante qui en fait « une manifestation de tendances et de désirs refoulés par la « censure », la censure étant le résultat des siècles de civilisation et d'éducation qui sont derrière nous. Supprimez son action d'arrêt, de contrôle, dans le sommeil, notre conscience est envahie par des images qui sont la traduction de besoins étouffés, d'instincts jusqu'alors de nous insoupçonnés, inconnus.

Ainsi par l'étude du rêve peut nous être révélé le vrai fond de notre nature, et si d'une part nous sommes mis en face de nos désirs les plus vifs, il nous est permis d'un autre côté de prendre connaissance de nos bonnes inclinations, d'évaluer notre richesse. Enfin de cette exploration intérieure un sentiment nous demeure toujours : celui de notre mutabilité.

Le caractère de l'homme n'est pas constitué une fois pour toutes en un bloc comme le serait une pierre. S'il ne peut être conçu sans support matériel, du moins nous dirons qu'il repose sur cette matière dont Louis Buchner écrit que « loin d'être morte et inerte, elle est au contraire partout en mouvement et pleine de la vie la plus active... elle n'est dépourvue ni de sentiment, ni d'esprit, ni de pensée » (*Force et matière*).

« Les mêmes métamorphoses qui s'accomplissent dans les nations peuvent s'accomplir dans les individus et toute la science de la vie est la science composée de ces deux genres d'expériences » (Edgar Quinet, *L'esprit nouveau*).

« Qui ne voit, en effet, que le caractère, écrit Payot, n'est qu'une résultante ? et une résultante de force toujours en voie de se modifier. Notre caractère a une unité analogue à celle de l'Europe; le jeu des alliances, la prospérité ou la décadence d'un Etat, modifient sans cesse la résultante. Il en est ainsi de nos passions, de nos sentiments, de nos idées qui sont dans un perpétuel devenir et qui, d'autre part, par les alliances qu'ils contractent ensemble ou qu'ils rompent, peuvent changer l'intensité et même la nature de la résultante » (*Education de la volonté*).

Des forces données que représentent nos tendances, les combinaisons se feront toutes et toujours selon des lois déterminées, sans doute, mais qui aurait la prétention de limiter le nombre de ces combinaisons et de prévoir le résultat final ? Dans le domaine physique, cependant combien plus près de nos sens, quel médecin, ayant en mains tous les éléments du diagnostic et du pronostic, oserait prédire sur sa vie l'évolution et la terminaison d'une maladie. Il n'y a pas de maladies, il y a des malades. En un sens, il n'y a pas d'humanité, il n'y a pas de races, pas de familles : il y a des hommes.

« Il y a dans les affaires humaines une zone d'insécurité où se réfugie tout l'intérêt dramatique alors que tout le reste appartient à la machinerie inerte de la scène. C'est la zone plastique, l'élément que n'a pas encore imprégné la moyenne de la race, qui ne constitue pas encore un facteur typique, héréditaire et constant de la communauté » (W. James, *La volonté de croire*).

*
**

Ainsi nous pouvons encore espérer. Nous venons d'entrevoir « la brèche dans la geôle ».

L'autorité inflexible de nos ancêtres ne se fait pas ressentir sur tout notre territoire. Comme un enfant à qui son père, jardinier de son métier, aurait abandonné un coin de son domaine pour qu'il s'y amuse et donne libre cours à sa fantaisie, nous recevons en naissant notre petit champ vierge de labours et de semences.

Sur cette terre pétrissable, les conditions de milieu auront une influence, contre qui nous aurons à lutter quelquefois, mais dont nous pourrons souvent nous faire une alliée dans notre guerre contre l'hérédité.

« L'influence du milieu social est une puissance désormais trop manifeste pour que les partisans les plus exclusifs de l'hérédité, du crime et du vice héréditaire, de la déchéance invincible de certaines races ne doivent pas compter avec cette influence » (Guyau, *Education et hérédité*).

Plus puissant peut-être, et de ce fait plus redoutable ou plus efficace, sera cet autre agent modificateur : l'éducation que nous avons reçue, qui nous aura encore plus limité dans notre orientation primitive, et cela pour notre malheur ou notre salut. Souvent elle aura réduit notre personnalité à un type difficilement destructible; elle aura fait de nous, par exemple, « un gentleman (comme le dit plaisamment W. James). C'est-à-dire un faisceau de réactions spéciales, une créature possédant une ligne de conduite marquée d'avance, distinctement, pour toutes les circonstances de la vie » (*Causeries pédagogiques*).

Mais le jour vient, quelquefois malheureusement trop tard,

où nous découvrons en nous, comme un trésor dans notre champ, comme un grand chef se révèle soudain dans une nation, une force de détermination intérieure, en opposition avec le laisser aller héréditaire, en révolte contre tous les agents de détermination extérieure; une force qui nous appartient, alors que nous avions jusqu'ici subi toutes les puissances étrangères; une force qui nous fait actif, alors que nous avions toujours été menés passivement : nous avons nommé la « volonté ».

« Si quelque chose agit dans ce monde, dit Alfred Fouillée, nous aussi nous agissons; si quelque chose, après avoir été conditionné, conditionne, nous aussi nous conditionnons » (*La psychologie des idées forles*).

Comme l'a dit G.-L. Duprat (*La morale*) : « L'idée de liberté doit se concilier avec l'idée de déterminisme, mais alors elle peut être celle d'une détermination par — soi-même —, opposée à celle d'une détermination par le dehors, d'une — causalité intime — opposée à la causalité extérieure. L'idée d'un homme libre est celle d'un agent qui est véritablement — agent — au lieu d'être simplement un intermédiaire pour la transmission de mouvements ».

Pour le plus grand nombre des hommes, cette force demeure inconnue, soit qu'il s'agisse d'une certaine catégorie de déments à qui elle fait totalement défaut, soit qu'il s'agisse de malades chez lesquels elle présente des alternatives de vitalité et de dépression, soit qu'on la considère chez le commun des individus qui l'ignore plus ou moins consciemment.

En toute connaissance de cause, nous laissons de côté ces différents cas, parce que, sinon entièrement pathologiques, du moins les uns et les autres sans remèdes; nous ne pouvons que plaindre les premiers et réserver aux derniers notre mépris. Nous avons dès lors le champ libre pour envisager le jeu de la volonté bonne et saine chez l'homme désireux du bien, de toutes ses forces résolu à réaliser sa personnalité, malgré les entraves héréditaires, par la puissance même de cette hérédité.

C'est ce qui fera l'objet de notre suivant et dernier chapitre.

CHAPITRE IV

L'EVASION

« Aucune démonstration n'existe et ne saurait exister défendant d'imaginer une vie psychologique libre en face des nécessités de la matière. »

MILHAUD, *Essai sur les conditions et les limites de la certitude logique.*

« Il est clair que nous entendons par liberté la maîtrise de soi, la domination assurée en nous aux nobles sentiments et aux idées morales sur les poussées de l'animalité. . . . .

. . . .

» Nous ne commandons à la nature humaine qu'en lui obéissant. La seule garantie de notre liberté ce sont les lois de la psychologie, qui sont aussi le seul instrument possible de notre affranchissement. Il n'y a de liberté pour nous qu'au sein du déterminisme. »

J. PAYOT, *L'éducation de la volonté.*

Nous avons reconnu à l'homme une faculté, la première entre toutes : la volonté.

Nous la définirons la faculté qu'il possède de se déterminer, de révéler son existence et de se définir en quelque sorte, en disant par ses actes après le fameux « *cogito, ergo sum* » cartésien : « je suis et je suis tel ».

Sur l'arc réflexe, plus ou moins complexe, dont tout acte est en fin de compte l'aboutissant, nous situerons la volonté à l'union des voies de réception et des voies de transmission, comme un aiguilleur ou un éclusier, qui d'une poussée de son bras ouvre la voie au rapide vertigineux et assourdissant ou libère, en le modérant, le flot impétueux et dévastateur.

« Parmi les facteurs de l'acte humain, écrit Grasset, intervient la volonté, intelligente, sensible, éclairée, libre du sujet. » Libre ! dit-il justement. Peut-il y avoir, en effet, de volonté sans liberté ? l'on ne saurait le concevoir.

Mais la question se pose alors, la même question qui a de tous temps divisé les philosophes et qui semble à jamais les séparer des savants, la question angoissante : La liberté existe-t-elle ? Est-elle autre chose qu'un mot, « qu'une illusion », « qu'un phénomène de même ordre que les réactions du monde inorganique », comme l'ont prétendu Spinosa, Schopenhauer et tant d'autres. Oui, nous sommes libres ! pourrions-nous nous contenter de répondre, et la preuve en est dans cette intuition, cette conscience que nous avons du « moi », de notre personnalité, de notre activité propre et autonome.

« Nous connaissons notre liberté par l'intuition comme nous connaissons notre propre existence; c'est une notion aussi certaine, aussi précise, aussi scientifique que celle de notre existence, c'est-à-dire aussi inattaquable que la notion qui est à la base de la science positive tout entière. » (Grasset, *Science et philosophie*).

Et tout récemment Ch. Richet, dans la *Revue des Deux-Mondes*, 15 août 1925 : « Les plus subtils raisonnements n'effaceront jamais la puissante notion que j'ai de ma liberté. Vainement Spinosa prétend que l'homme est comme la girouette qui, lorsque le vent tourne à l'ouest, s'écrie fièrement : « Je » veux tourner à l'ouest. » Hé non; notre sens intime nous dit que nous sommes les maîtres de nous-mêmes et que notre « moi » possède une puissance d'arrêt, de limitation, de domination, sur les appétits, sur les instincts, les impulsions ou les répulsions. »

***

Mais reconnaître la liberté, n'est-ce pas nier la science : car il n'y a point de science sans déterminisme, il n'y a point de science s'il existe des effets sans cause.

Or, il n'y a pas d'effet sans cause; il n'y a pas de liberté « absolue » ou liberté d'indifférence; l'acte libre n'est pas sans cause.

L'aiguilleur est libre de diriger le rapide sur une voie qu'il sait ne pas être la bonne, son bras est libre d'actionner un levier différent, mais, à moins qu'il ne soit fou ou criminel, son intelligence guide son acte et, derrière son intelligence, l'idée de sa responsabilité, de son devoir dont il a consenti à être l'esclave.

« Il existe un déterminisme humain que la liberté distingue et différencie des autres êtres vivants, comme la finalité biologique distingue et différencie le déterminisme de tous les êtres vivants du déterminisme physico-chimique de la matière brute. » (Grasset, *Idéalisme positif*).

Ce déterminisme tient tout entier dans « l'obligation morale », dans ce sentiment du devoir, qui spécifie l'homme, qui, plus que l'intelligence, l'élève au-dessus de l'animal, parce qu'il lui permet justement de s'opposer dans une certaine mesure à ce qu'il y a d'animal en lui.

« Le sentiment supérieur du devoir représentant le seul motif qui puisse engager l'homme à faire le bien, alors que le bien lui offre la perspective d'une peine et non celle d'une satisfaction, ce sentiment dans lequel se trouve le moyen par excellence de pouvoir repousser le mal en toutes circonstances, devait nécessairement se rencontrer dans l'humanité comme le couronnement de sa nature morale. » (Despine, *De la folie.*)

Qui n'a pas murmuré avec le poète :

« *Video meliora proboque*
» *Deteriora sequor...* »

« *Video meliora* »! Qu'est-ce que cette révélation intime, cette indication intérieure ? Est-elle de nature divine, ou, plus simplement, représente-t-elle en quelque sorte la sublimation d'instincts vulgaires (les instincts sociaux de Darwin)? Peu nous importe ici ! Son essence est une autre question, son existence nous suffit.

« La véritable preuve de cette existence, nous la trouvons dans notre conscience », écrit Despine.

C'est dans ce sentiment du devoir que l'homme puise ce désir du — bien —, du — mieux —, du perfectionnement incessant, dont Grasset n'hésite pas à faire une loi :

« La loi de participation personnelle de chaque individu humain à la vie de progrès psychique, continu et indéfini, de l'humanité » (*Idéalisme positif*).

Et dont Payot (*Education de la volonté*) dit qu'il est la condition — *sine qua non* — de notre affranchissement :

« Oui, le désir est nécessaire; pas de désir d'affranchissement, pas de liberté ! Mais les douloureux effets de cette prédestination n'atteignent qu'une catégorie de gens, que les partisans du libre arbitre le plus absolu considèrent, eux aussi, comme de malheureux prédestinés. »

En effet, le groupe de nos prédestinés coïncide avec le groupe de ces infortunés aliénés atteints de folie morale. Nous admettons, sans pouvoir le démontrer, et uniquement parce que *jamais* nous n'avons rencontré de cas négatifs, que si l'on demande à un homme *quelconque* non atteint d'aliénation s'il préfère la carrière glorieuse d'un *Pasteur* à celle d'un ivrogne avili, cet homme répondra oui. Evidemment, c'est là un postulat, c'est notre postulat. Mais qui le contestera ? ..... Qui a connu des hommes *absolument* insensibles à la splendeur du génie, à la beauté, à la grandeur morale ? Si une pareille brute existe ou a existé, j'avoue que son cas me laisse froid. » (*Education de la volonté*.)

Ainsi donc, nous voici d'accord avec la Mécanique, d'accord avec le grand principe de « la conservation de l'énergie ». Le sentiment moral est une cause suffisante pour expliquer l'acte qui va à l'encontre de nos tendances héréditaires, il est une force capable d'équilibrer la poussée de nos instincts, à première vue, les plus irrésistibles : ou du moins, il le peut être...

***

« C'est une loi psychologique, dit Ribot, que l'homme tend toujours à se décider dans le sens de ce qui lui est immédiatement le plus agréable et exige le minimum d'effort. »

Ne pénètre-t-elle pas toute l'humanité, cette loi facile et dissolvante qui fait : ce laisser aller, plus ou moins bien porté, de la tenue et des mœurs, qui explique : l'écolier paresseux, le jeune homme libertin, l'ivrogne et, dans une certaine mesure, le criminel.

Dans un autre ordre d'idée, ne peut-on jusqu'à un certain point la reconnaître pour cause de quelques soi-disant asthénies physiques et nostalgies qui, en fin de compte, ne sont que des paresses. N'y a-t-il pas une paresse raffinée, cultivée comme une volupté à la base de certains caractères rêveurs, au fond de l'œuvre si émolliente d'une certaine catégorie de poètes? Ne sommes-nous pas tout prêt à excuser ces personnages d'une œuvre dramatique dans lesquels nous nous reconnaissons si bien, chez lesquels nous retrouvons la même lassitude de vivre, la même répugnance devant l'effort?

« Il (le public) excuse Rolla qui ne gouverne pas sa vie, et qui — laisse aller — ses passions au fil de l'eau :

« Comme un pâtre attentif regarde l'eau couler ».

(Cité par Ch. Richet, *La maîtrise de soi*, *Revue des Deux-Mondes*.)

« La plupart des hommes sont des marionnettes, écrit J. Payot, des marionnettes un peu compliquées et conscientes à coup sûr, mais qui ont le principe de tous leurs mouvements dans la région des désirs involontaires et des suggestions étrangères. Sortis de l'animalité par une lente évolution, sous la pression des cruelles nécessités de la lutte pour la vie, la plupart, dès que les circonstances extérieures cessent de les aiguiller, ont tendance à redescendre. Et tous ceux à qui une ardente soif d'idéal et une certaine noblesse d'âme ne fournissent point des motifs intérieurs de poursuivre la tâche pénible de leur affranchissement le plus complet de l'animalité se laissent aller à la dérive... » (*Education de la volonté.*)

A voir l'intensité de cette corruption, ce serait être par trop théorique que de supposer que le seul sens moral suffit à y remédier.

Que celui-ci existe, nous l'avons admis, qu'il soit toujours présent avant la réalisation de l'acte pour nous dire : ici est le bien, là est le mal, nous ne pensons pas que personne le conteste, à moins d'être amoral, c'est-à-dire infirme; mais de là à conclure qu'il influe seul sur la volonté à l'encontre de tous nos autres désirs pour décider de l'acte lui-même, telle n'est pas notre prétention.

La chose n'est pas aussi simple, il est nécessaire de faire intervenir d'autres éléments dans la résolution du problème. Dans cette sorte de combat qui met aux prises les motifs d'action, combat qui passe plus ou moins inaperçu, parce que pour beaucoup il est marqué par une prompte défaite de la volonté, le plus souvent consentie, il est nécessaire, si l'on désire la victoire, de s'adjoindre des alliés, d'appeler à la rescousse des puissances favorables.

Dans notre capital héréditaire quel qu'il soit, nous trouverons toujours ces ressources. Il est rare qu'on n'hérédite que de mauvais instincts; et même en supposant le pire, n'avons-nous pas toujours à la base de tous nos sentiments « cet amour-propre », cet égoïsme animal sans lequel nous ne saurions être, ni vivre ? « Sentiments égoïstes dans le présent, et dans l'avenir sentiments altruistes et impersonnels, nous fournissent un riche trésor de tendances, d'émotions, de passions que nous pouvons appeler à notre aide, de qui nous pouvons coordonner les énergies jusqu'alors incohérentes pour transformer une fin jusqu'alors froide, rebutante, en une fin vivante, attrayante. Nous projetons sur elle tout ce que nous avons en nous d'enthousiasme chaud et vivant, tout comme l'amant passionné pare de ses désirs et de ses rêves la jeune fille aimée, avec cette différence que cette objectivation des illusions de celui-ci est naïve, tandis que, pour nous, elle est voulue, délibérée, et qu'elle ne prend qu'à la longue une allure spontanée. » (J. Payot, *Education de la volonté*.)

*
* *

La volonté par elle-même est dépourvue de force. Pour agir dans le sens du bien, c'est-à-dire dans le plan de plus forte résistance, l'appui du sentiment du devoir, la poussée du désir du mieux sont insuffisants sans doute; mais qui l'empêche de susciter à son gré par le jeu de l'imagination ou de la mémoire, selon la loi de l'association des idées sur le théâtre du combat, telle ou telle représentation qu'elle sait devoir entraîner une émotion, laquelle entraînera l'acte. « L'idée est obligée d'emprunter à des sentiments la force qu'il lui manque pour lutter... Cette impuissance de l'idée est d'autant plus désolante que nous avons sur elle pleine puissance : le déterminisme de l'association des états de conscience, habilement utilisé, nous donne dans la région intellectuelle une liberté presque absolue... Nous pouvons, quand nous le voulons, introduire, pour nous libérer d'associations très fortes, des états présentatifs qui rompront violemment la chaîne » (Ex. : Les mouvements. — Payot).

« Personne ne peut réussir sûrement par un effort de la volonté à penser d'une certaine façon, à sentir d'une certaine manière; mais tout homme peut, en agissant sur les circonstances qui à leur tour agiront sur lui, modifier imperceptiblement son caractère; il peut *apprendre à détourner son esprit d'une série d'idées ou d'un ordre de sentiments dont par suite l'activité s'éteindra; il peut diriger son esprit vers un autre ordre de sentiments ou d'idées, qui dès lors deviendront plus actifs.*

... Développer le pouvoir de coordonner des sentiments et des idées pour atteindre un certain but, c'est développer le pouvoir d'avoir les volontés qui permettent d'atteindre ce but » (Maudsley, *Le crime et la folie*).

Est-il quelque chose de plus irrésistible que le fou rire. Le remède en est simple, le résultat immédiat : imaginez un événement triste, la maladie de l'un des vôtres par exemple; attachez-vous à cette représentation, hypnotisez-vous sur elle, et vous serez calme, sinon mélancolique. Vous êtes l'objet d'une insulte; aussitôt votre visage se congestionne, votre souffle se précipite, vos muscles se tendent, votre bras se lève, vous allez foncer, frapper : l'instinct de la lutte vous possède, vous allez obéir à la loi de la jungle... Mais en même temps l'idée vous vient du ridicule, sinon de la bassesse de cette bataille, et votre bras tombe, vous respirez plus librement, vos idées sont plus nettes, vous souriez. Ne croyez-vous point avoir été le plus fort, puisque vous avez vaincu un adversaire certainement plus puissant que votre insulteur, vous vous êtes vaincu vous-même, puisque vous avez fait fi, aux dépens de votre amour-propre, de ce préjugé bestial et méchant du plus grand nombre qui exige que l'on réponde aux coups par les coups, si l'on ne veut pas être traité de lâche, comme s'il n'existait pas d'autre courage que celui de contraindre mécaniquement une brute.

Mais, nous dira-t-on, encore faut-il avoir cette idée inhibitrice, la colère ne nous en laisse pas le temps! Et ceci est vrai le plus souvent; car, dans un accès d'irascibilité, l'arc réflexe est trop simple, trop court, il se déroule trop rapidement pour laisser à la volonté le temps d'intervenir, de susciter la moindre représentation qu'elle juge susceptible d'arrêter le geste ou tout au moins de le tempérer : l'acte est quasi automatique; quand l'individu s'en rend compte il est trop tard, il ne peut dès lors que le regretter.

Nous atteignons par cet exemple à un des points le plus difficile à résoudre du problème : celui qui envisage l'opposition de la volonté aux tendances les plus élémentaires, c'est-à-dire les plus solides et presque indestructibles.

« Elles (les tendances), écrit Payot, consistent en une masse de mouvements involontaires (colère, amour)... cette liaison entre telle tendance et telle série d'expression musculaire a été transmise par hérédité, on comprend que les trames liées consciemment par moi entre telle idée et tel mouvement musculaire n'aient guère de force à côté de ces autres liens devenus automatiques. »

« Aussi, écrit ailleurs le même auteur :

« A l'impeccable maîtrise de soi, il ne faut point songer : trop peu de siècles nous séparent des sauvages ancêtres qui s'abritaient dans les cavernes pour que nous puissions nous débarrasser absolument de l'héritage d'irascibilité, d'égoïsme, de concupiscence, de paresse qu'ils nous ont légué. Les grands saints qui ont vaincu dans cette lutte sans trêve de notre nature humaine avec notre nature animale n'ont pas connu la joie des triomphes sereins et incontestés. »

Cette lutte, ne la trouvons-nous pas pathétiquement décrite dans les confessions de saint Augustin :

« J'étais semblable, dit-il, à ceux qui veulent se réveiller, mais qui, vaincus par la force du sommeil, retombent dans l'assoupissement. Il n'est sans doute personne qui voudrait toujours dormir et qui ne préfère, s'il est sain d'esprit, la veille au sommeil; et cependant rien n'est plus difficile que de secouer la langueur qui appesantit nos membres, et souvent, malgré nous, nous sommes captivés par la douceur du sommeil quoique l'heure du réveil soit arrivée...

» J'étais retenu par les frivoles plaisirs et les folles vanités de mes anciennes amies, qui secouaient en quelque sorte les vêtements de ma chair et murmuraient : nous abandonnes-tu ?... Si d'un côté j'étais attiré et convaincu, de l'autre j'étais séduit et enchaîné..., je n'avais rien à répondre que ces paroles lentes et languissantes : tout à l'heure, tout à l'heure, attendez un peu. Mais ces tout à l'heure n'avaient pas de fin et se prolongeaient indéfiniment. Malheureux! qui me délivrera de ce corps de mort ? » (*Confessions*, liv. VIII, ch. V).

Malgré tout nous serons toujours esclaves de la « guenille ».

***

Il est des moments où la bataille est encore plus âpre, où de son sort dépendra toute notre vie : c'est lorsque pour la première fois nous faisons un geste, lorsque nous ajoutons à notre activité habituelle une activité nouvelle, lorsque nous nous grandissons, nous nous dépassons.

Le docteur J. Philippe, dans un article de la *Revue philosophique* (janvier 1917), donne comme un caractère de l'effort cette intervention qu'il implique de forces encore inconnues, inhabituelles.

« Précisément, dit-il, parce qu'il (l'effort) a sa source dans l'emploi d'une activité non encore réalisée, tout effort implique de l'inconnu et, sous une certaine forme, de l'inaccessible ou de l'irréalisable. Il signifie tellement : mise en œuvre de forces encore inconnues, qu'il naît juste au moment, où l'on se dépasse soi-même en allant au delà de son activité habituelle. Qu'il soit physique, intellectuel ou moral, il consiste toujours à réaliser, par une nouvelle organisation mentale, ce qui n'avait pas encore été; ainsi l'entendait l'expression usuelle : « faire effort sur soi-même ».

Heureusement pour nous, nous n'avons pas ainsi à faire effort chaque jour de notre existence, à nous dépasser nous-même à chaque instant, et celui-là est un saint qui plus de deux ou trois fois dans sa vie a fait aller sa « machine » plus loin que ne l'exigeaient les contingences, qui, à plusieurs reprises, l'a changée de direction par rapport au courant du monde.

Sans aller jusqu'à une opposition totale, qui exige l'énergie peu commune, nous avons le devoir et la possibilité de réagir dans les limites de nos moyens.

Et pour ce faire, ce qu'il importe avant tout, c'est de regarder autour de nous pour nous rendre compte des conditions du milieu, de ses obstacles et de ses facilités, pour, ou bien nous défendre, ou bien nous confier à lui de telle sorte que, finalement, nous arrivions à aller où nous voulons malgré lui, grâce à lui.

« Pour éviter les maladies, pour combattre les vices, pour être un peu moins esclave de cette matière épaisse qui entrave de toute part notre épanouissement, il faut connaître, il faut savoir » (Ch. Richet, *La sélection humaine*).

Ce qu'il importe avant tout, c'est de regarder en nous en toute franchise et de faire un dénombrement minutieux de nos tendances favorables et mauvaises, de nos inclinations bonnes et perverses, de nous regarder sentir et agir afin de nous bien pénétrer du fonctionnement de la « machine ».

« Pour vaincre une obsession, écrit Bourget, il faut d'abord la prévenir, et pour la prévenir il faut la connaître; il n'y a que la vérité qui sauve : oui, savoir ce que l'on est, ce que l'on porte en soi, ce que l'on doit vaincre. » (*La geôle*).

D'où la nécessité de l'intro-spection, l'obligation pour la méthode positive d'être à la fois objective et subjective, si l'on veut l'appliquer à toute la biologie humaine :

« Tout en restant positive, la méthode scientifique, appliquée au psychisme humain, doit être à la fois objective et subjective. » (Grasset, *L'idéalisme positif.*)

⁂

Pénétrés de notre juste valeur, connaissant l'étendue, la hauteur, la nature de l'obstacle, il ne nous restera plus qu'à rassembler nos forces en vue de *l'effort voulu*. Nos forces seront-elles suffisantes ? Pas toujours sans doute. Mais voici, expliquées par le docteur Philippe, mieux que nous n'aurions su le faire, les conditions dans lesquelles notre puissance d'action est portée au maximum, les étapes par lesquelles passe notre activité tendue dans l'effort, de sa naissance à la réalisation de l'acte.

Elle suit quatre étapes :

1° L'inhibition du début de l'effort, analogue à l'acte par lequel nous délimitons le champ visuel pour fixer un objet, prépare le déploiement de notre activité par une sorte de délimitation. Elle boucle d'un côté la dépense d'énergie pour lui rendre, ailleurs, les rênes et le champ libre.

Mais ce n'est là qu'une préparation négative; on le voit bien chez ceux dont l'effort reste à ce premier stade : ils n'ont que des volontés d'enfant capricieux qui pose le cran d'arrêt pour ne pas agir et se refuse à exercer activement ses forces.

2° Après cette première étape commence (si l'effort mental doit aboutir) la mise en œuvre active dans le cercle délimité des éléments de sa réalisation. ...Nul effort ne peut être produit sans connaître subjectivement le coefficient actif de nos ressources, comme objectivement la valeur des obstacles à surmonter.

Employer toutes ces énergies avec un rendement supérieur, ce n'est pas seulement coordonner celles de nos forces visibles à la surface, mais encore mettre en œuvre leurs sources profondes encore inconnues, parce que jusqu'alors inutilisées.

Ce deuxième stade représente la préparation positive succédant à la phase négative d'inhibition. Mais l'effort consistant essentiellement à *dépasser le rythme banal* de la vie quotidienne, il ne commence, en réalité, qu'au moment où l'on va se dépasser soi-même.

3° Cet acte mental par lequel nous dépassons nos anciennes forces est l'élément propre de l'effort : il a deux faces dont l'accord est (semble-t-il) paradoxal.

Sous quelque angle qu'on l'envisage, notre effort comporte toujours un risque, parce qu'il emploie des forces encore inconnues : affaire d'adresse et de possession de soi-même, il est, au sens profond du mot, un jeu où l'on se sent réussir, sans être jamais sûr, en côtoyant sans cesse l'insuccès... A cause de ce risque, l'effort suppose (et nous donne) une plus complète conscience de nous-même; avec lui nous descendons plus profondément dans notre personnalité musculaire, intellectuelle, morale; sa réalisation recule les limites de notre conscience pratique; nous nous agrandissons. Ainsi l'effort d'un seul geste nous ramasse tout jusqu'aux énergies virtuelles; il nous révèle tout entier à nous-même, transposant le mot du poète :

« Et nul ne se connaît tant qu'il n'a fait effort. »

4° Derrière tout cela, cherchons le point vital: Quels éléments montent des profondeurs de notre spontanéité à mesure que l'effort se réalise ?

Deux signes les caractérisent : ils sont un état naissant d'énergie au point d'émergence de notre activité personnelle; ils sont une dépense d'énergie qui dépasse sans le briser le rythme qu'une intelligente expérience nous à fait adopter comme loi privilégiée de l'emploi de nos forces. Ces deux caractères, nous les retrouverions en examinant divers efforts à tous les étages de notre activité, etc., etc... ».

Ainsi s'explique, par l'obtention à un moment donné de la concentration des forces qui sont en nous, et la recherche et quelquefois la découverte d'une nouvelle forme d'écoulement de ces forces, par « l'adoption d'un nouveau et meilleur rythme de dépense », la réalisation dans l'effort d'un acte, qui nous est en apparence étranger, qui est à première vue au-dessus de nos forces; et ceci sans qu'il soit porté atteinte au principe de la conservation de l'énergie!

⁂

« La liberté n'est pas — une pure illusion — ni la volonté — un principe immatériel capable de fournir sans rien dépenser — et le fait de les admettre l'une et l'autre comme réelles n'est pas dire — que le principe de la conservation de l'énergie a vécu », répondrons-nous à *M. Mesure*, qui pose très nettement sa doctrine déterminée, à *M. Vieilhomme*, dès le dialogue qui sert d'introduction à l'ouvrage de F. Le Dantec, intitulé : *Science et conscience*.

L'énergie de l'action par excellence, décidée en dehors de toute détermination, nous la puisons dans l'étendue de notre émotivité, dans le feu de nos sentiments, dans la vie des images que nous maintenons au gré de notre volonté, dans le champ de notre conscience, comme un certain volume d'eau à une certaine hauteur, que nous laissons s'écouler quand nous jugeons l'instant propice à son rendement énergétique le meilleur.

Cet état particulier de désarroi de l'organisme que l'on appelle l'émotion, qui explique les sacrifices « surhumains », certains héroïsmes qui nous dépassent, la volonté le met à profit, le suscite au besoin pour créer ce déséquilibre apparent à la faveur duquel elle peut laisser aller telles tendances au dépens et à la place de telles autres, afin de réaliser tel acte et non tel autre.

Les tendances ne sont-elles pas de l'énergie condensée, toujours prête à s'écouler, à agir ? « Que sont-elles, écrit Payot, sinon notre activité, notre vouloir vivre qui, fortement discipliné par la douleur, a été contraint d'abandonner beaucoup de directions dans son développement, et qui s'est répandue sur les routes autorisées, subissant en quelque sorte la loi ou de périr ou de couler en des canaux qui sont les tendances particulières organisées ?... »

Les images! que sont-elles, sinon des reflets de la vie; mais pour nous ne sont-elles pas toute la vie; le monde n'existe-t-il pas pour nous qu'en tant que réduit en notre conscience à ces représentations virtuelles? Que nous importe l'essence de la réalité, nous n'avons pas à calculer directement avec elle; la projection variée indéfiniment de ses formes et de ses couleurs ne suffit-elle pas à nous étonner, nous captiver, nous attirer, nous transporter ?

« Quelque généralisée soit-elle, écrit le docteur Philippe, l'image mentale conserve toujours, malgré son abstraction, quelques éléments d'activité, des parties sensorielles encore vivantes, à la fois représentatives et actives à cause de leurs attaches avec la réalité d'où elles sortent. Ce sont elles qui fournissent leurs énergies à nos efforts au fond même de la conscience. » (*Sur quelques formes de nos efforts*).

De ce que l'on ne peut mesurer ces énergies, est-ce à dire qu'elles ne sont pas; et la science qui, de parti pris, les ignore, parce que non jaugeables, et qui de ce fait ravale l'homme au niveau de la bête, du caillou... que prouve-t-elle : sa déloyauté... ou son impuissance ?

*
* *

La possibilité de l'effort nous garantit le sort favorable et la facilité du reste de la lutte.

Une fois la barque énergiquement décollée de la boue de la rive et poussée dans le courant, il n'y a plus qu'à la laisser aller, la main sur le gouvernail pour la maintenir dans la bonne direction.

L'effort n'est jamais complètement vain, et n'aurait-il abouti qu'une fois, l'organisme s'en ressentira toute son existence.

« Les choses vivantes ont ceci de particulier que non seulement elles varient sous l'influence des circonstances environnantes, mais que toute modification qu'elles subissent est retenue par l'organisme et s'y agrège pour ainsi dire, de manière à servir de fondement à des actions futures » (Chifford, *Lectures et essais*).

Et Bergson (*Evolution créatrice*) :

« On a raison de dire que ce que nous faisons dépend de ce que nous sommes, mais il faut ajouter que nous sommes dans une certaine mesure ce que nous faisons, et que nous nous créons continuellement nous-même ».

Chacune de nos actions « *voulue* » nous transforme, nous agrandit, nous enrichit de telle sorte que nous devenons chaque fois plus fort, que nous disposons de jour en jour de possibilités nouvelles qui sont prêtes à se réaliser avec de moins en moins d'effort; l'organisme prend à sa charge toute la dépense, l'acte est devenu réflexe, habituel.

« La grande affaire en éducation, écrit William James, est de faire de notre système nerveux un allié et non un ennemi, c'est *de capitaliser* nos acquisitions et de vivre à l'aise avec leurs intérêts. Pour cela, nous devons rendre automatiques et habituelles, aussitôt que nous le pouvons, autant d'actions utiles que possible » (*Causeries pédagogiques*).

Ce travail de capitalisation ne saurait s'accomplir en un jour; nous avons vu qu'il était pénible, disons qu'il sera long. Le temps est pour nous un auxiliaire indispensable, il décuple nos forces en nous permettant de les accumuler, il nous libère en nous donnant, à plusieurs reprises, la possibilité de nous vaincre.

« Le temps est notre grand libérateur. Il est la puissance souveraine qui affranchit l'intelligence, qui lui donne la possibilité de se soustraire à la vassalité des passions de l'animalité. Car les états affectifs de tous ordres sont des forces brutales et aveugles, et c'est le rôle des gens qui n'y voient pas, fussent-ils des Hercule, d'être menés par les gens qui voient clair » (J. Payot).

Enfin, dans cette éducation de nous-même, à cette puissance intérieure de discipline et d'utilisation de nos états affectifs, nous pouvons fournir un aide qui la double, en nous plaçant dans un milieu propre à l'éclosion de certains sentiments : milieu familial ou milieu de camarades, de relations, de lectures, d'exemples.

L'exemple! qui dira assez la force de l'exemple! Il utilise en nous cet instinct d'imitation que l'on voit apparaître dès les premiers gestes de l'enfant et persister chez l'homme, de telle sorte que la plupart de ses gestes, à lui aussi, se ressentent de cet « entraînement », qu'ils perdent presque toute leur personnalité propre, pour s'adapter et se conformer à un mode d'être et d'agir plus général. L'attrait de l'exemple nous est d'un secours précieux pour lutter contre nos tendances. La solidarité, qui ne va pas sans un échange de concessions, sans un certain sacrifice de la part de tous, en aplanissant en quelque sorte les reliefs de notre individualité, nous aide à faire en nous le champ net, à détruire certaines pousses, à contenir certaines énergies pour le rendement meilleur d'énergies d'une autre forme.

A nous de choisir, avec plus ou moins d'effort, c'est entendu, le bon exemple, de nous faire solidaire d'un milieu favorable qui nous englobera par la suite dans ses agissements, réduisant à une simple application de constance le travail de notre volonté.

« Le remède contre cette action ainsi capitalisée, dit Guyot (les penchants héréditaires considérés comme des habitudes acquises, c'est-à-dire de l'action accumulée), c'est encore l'action, mais sous sa forme vive, telle que nous la percevons autour de nous dans le milieu normal qui nous enveloppe; le remède aux conséquences nuisibles de l'hérédité, c'est-à-dire de la solidarité avec la race particulière dont nous provenons, c'est notre solidarité avec l'espèce humaine actuelle » (Guyot).

A tous ces moyens qui nous permettent de nous contenir et de nous diriger dans la voie étroite du bien, malgré les difficultés de cette voie, malgré nos mauvaises inclinations et l'attrait qu'exerce toujours sur elles l'autre chemin large et facile « qui mène à la perdition », il faut ajouter encore et surtout cette idée même de notre progrès, cette vision réconfortante entre toutes de notre élévation, de notre agrandissement, du pouvoir que nous avons conquis sur nous-même.

Maîtres de nous-mêmes, du peuple puissant, mais vil et ignorant, de nos instincts, maître du navire, de la mer et des vents, parce que nous connaissons admirablement leurs lois, parce que nous « voulons » de toute notre force le but, le bien, pour lequel nous avons été créés, n'y a-t-il pas de quoi transporter notre cœur d'enthousiasme, puisque tous les espoirs nous sont permis dont quelques-uns se réaliseront... ?

Et notre pensée se plaît à imaginer le départ, chanté si magnifiquement par Hérédia, de ces navigateurs audacieux dont le but était peut-être vil, mais duquel nous faisons si facilement abstraction, pour ne considérer avec le poète que l'intrépidité de l'aventure :

« Comme un vol de gerfauts hors du charnier natal,
Fatigués de porter leurs misères hautaines,
De Palos, de Moguer, routiers et capitaines
Partaient, ivres d'un rêve héroïque et brutal. »

CONCLUSION

Arrivé au terme de notre travail, nous ne sommes pas sans nous rendre compte du principal défaut dont on pourra lui faire un reproche : il manque de faits, d'exemples, de vie.

Il n'est pas assez près de la terre, trop souvent en dehors du domaine de la science, en un mot, trop philosophique.

Mais, par la nature même de son sujet, n'était-il pas condamné en quelque sorte à demeurer « schématique », projeté dans l'imagination ?

Comme un musée d'anatomie, on ne visite pas le monde de la pensée. Ici, rien d'immédiatement concret, rien de palpable, sinon de vivant; il est nécessaire de tout supposer et de créer avec les modestes matériaux que nous fournit notre connaissance plus subjective qu'objective de l'âme humaine.

Les images, les mots, ne sont-ils point notre seul moyen d'expression, et notre dernière ressource, pour nous faire comprendre, n'est-elle point d'en employer le plus possible, le mieux possible.

Souvent, sans doute, nous avons conclu des mots à la chose, mais les mots ne sont-ils pas l'indice de la chose, et raisonner sur eux, n'est-ce pas en fin de compte, bien que d'une manière imparfaite, la seule qui nous soit permise, travailler plus ou moins directement dans la réalité.

Nous en avons abusé, nous dira-t-on peut-être; mais qu'importe, si malgré nos redites, malgré nos imperfections, nous avons réussi à faire saisir notre sujet, à faire admettre la possibilité de la thèse que nous soutenons après de bien plus autorisés que nous, à savoir : *le triomphe réalisable de la volonté sur l'hérédité* dans le domaine psychique de l'individu sain.

Pour être assuré de ce résultat, et pour que nous puissions conclure à la façon irrémédiable du mathématicien : par le *quod erat demonstrandum*, encore faudrait-il que l'on ait auparavant admis nos hypothèses, à savoir parmi les plus importantes : l'existence de la liberté de l'homme, posée en principe, en dehors duquel notre ouvrage n'aboutit à rien et n'a plus sa raison d'être.

Nous avons bien fait effort afin de rattacher cette liberté à un déterminisme spécial, propre à l'homme, pour la démontrer, elle aussi, le plus possible et la faire accepter par tous. Mais malgré tout, elle demeure une question de conscience, de sentiment, et c'est ce qui explique et nous fait prévoir que beaucoup n'admettront pas nos conclusions.

Aussi, est-ce à ceux de notre foi que s'adresse ce travail, à ceux dont le savoir oblige de reconnaître chez l'homme un animal très perfectionné, mais à qui la générosité de cœur, sinon l'étendue de ce savoir même, permet de supposer et de croire que l'homme est non seulement plus que l'animal, mais qu'il est de nature différente.

A la métaphysique il appartient de discuter l'essence de cette nature, à la religion de la préciser; mais que la science peut désormais la reconnaître comme un *fait* avec qui il faut compter toujours, sinon toujours compter exactement, c'est ce que notre esprit s'est efforcé de démontrer et ce que nous soutenons de tout notre cœur.

Vu : *Le Doyen*,
C. SIGALAS.

Vu, bon a imprimer :
Le Président.
R. CRUCHET.

Vu et permis d'imprimer :
Bordeaux, le 30 novembre 1925
Pour le Recteur de l'Académie :
Le Doyen délégué,
C. SIGALAS.

BIBLIOGRAPHIE

ARNOUX (Jacques D'). — Paroles d'un revenant.

BARRÈS (Maurice). — Amori et dolori sacrum.

BERNARD (Claude). — Introduction à l'étude de la médecine expérimentale.

BOURGET (Paul). — Le disciple.

— La geôle.

BUCHNER (Louis). — Force et matière.

DARWIN. — La descendance de l'homme.

DAUDET (Léon). — L'hérédo.

DESPINE (Dr). — De la folie au point de vue philosophique.

FLEURY (Dr Maurice DE). — L'angoisse humaine.

FRANCE (Anatole). — Le jardin d'Épicure.

FREUD (Siegmund). — Introduction à la psychanalyse (trad. Jankelevitch).

GRASSET (Dr J.). — Limites de la biologie.

— Science et philosophie.

— Le dogme transformiste.

— L'idéalisme positif. *Revue philosophique*, février-mars 1917.

GUYAU. — Éducation et hérédité.

JAMES (William). — Causeries pédagogiques.

— La volonté de croire.

LE DANTEC (Félix). — Les influences ancestrales.

— Science et conscience.

MICHELEAU (Dr P.-E.). — Éléments de pathologie générale.

MAUDSLEY (Dr). — Le crime et la folie.

PAYOT (Jules). — Éducation de la volonté.

PHILIPPE (Dr J.). — Sur quelques formes de nos efforts. *Revue philosophique*, janvier 1917.

RIBOT (Th.). — L'hérédité psychologique.

SUREL (Dr Joseph DE). — De l'hérédité éthologique. Thèse Montpellier, 1907-1908.

13.297. — Bordeaux, Imprimerie CADORET, 17, rue Poquelin-Molière

www.ingramcontent.com/pod-product-compliance
Ingram Content Group UK Ltd.
Pitfield, Milton Keynes, MK11 3LW, UK
UKHW022130170726
13837UKWH00003B/1476

9 782329 205120